Eu, Gabriela

ENTRE MEMÓRIAS, IDENTIDADE E PERSONAGENS

Eu, Gabriela

ENTRE MEMÓRIAS, IDENTIDADE E PERSONAGENS

GABRIELA DUARTE

EM DEPOIMENTO A
BRUNNA CONDINI

Amarilys

Amarilys é um selo editorial Manole.

Produção editorial: Sônia Midori Fujiyoshi
Diagramação e projeto gráfico: Deborah Takaishi
Capa: Ricardo Yoshiaki Nitta Rodrigues
Fotografia da capa: Danilo Borges
Stylist: Tina Kugelmas
Beleza: Jr Castro
Tratamento de imagem: Jujuba Digital
Agradecimentos: Two Denim, Studio Lorena, Regina Kotsubo, Eduardo Morettin e Luz Locadora

CIP-BRASIL. CATALOGAÇÃO NA PUBLICAÇÃO
SINDICATO NACIONAL DOS EDITORES DE LIVROS, RJ

D872e

Duarte, Gabriela, 1974-
Eu, Gabriela : entre memórias, identidade e personagens / Gabriela Duarte, Brunna Condini. - 1. ed. - Barueri [SP] : Amarilys, 2025.

ISBN 9788520470688

1. Duarte, Gabriela, 1974-. 2. Atores e atrizes de televisão - Brasil - Biografia. I. Condini, Brunna. II. Título.

CDD: 791.45092
25-100265.2 CDU: 929:7.071.2

Carla Rosa Martins Gonçalves - Bibliotecária - CRB-7/4782

A Editora Manole é filiada à ABDR – Associação Brasileira de Direitos Reprográficos

Edição – 2025

Editora Manole Ltda.
Alameda Rio Negro, 967 – cj. 717 – Alphaville
06454-000 – Barueri – SP – Brasil
Fone: (11) 4196-6000
www.manole.com.br | https://atendimento.manole.com.br/

Impresso no Brasil
Printed in Brazil

À minha mãe, cuja grandeza me impulsionou
a buscar, com ainda mais firmeza,
a construção da minha própria identidade.

E ao meu pai, por ter me dado os contornos
necessários diante da ansiedade que poderia ter
atropelado o início da minha trajetória.

A ambos, meu amor maior,
por serem parte indissociável do que sou.

Agradecimentos

Adriana Esteves, Arismar Garcia, Bebel Lobo, Carol Machado, Carolina Peres, Cassio Barbosa, Dando (Anderson Baumgartner Bartelt), Fernando Frewka, Frederico Goldflus, Gell Macedo, Heloisa Tolipan, Hugo Abovsky, Ingrid Guimarães, Jairo Goldflus, Jess Nascimento, João Gomez, Luciana Bonafé, Luna Bolina, Manuela Godflus, Mariana Duarte, Mateus Felipe, Otavia Camara Ferreira, Priscila Prade, Raquel Duarte, Renata Castro Barbosa, Regina Duarte, Rita Avellar Coelho de Souza, Sayonara Sarti, Selton Mello, Silvia Peres, Talita Younan, Thalita Rebouças, Tina Kugelmas. E a todos que estiveram conosco, de alguma forma, nesta jornada.

Um dos maiores desafios deste livro é encontrar palavras à altura para agradecer você, Brunna Condini. Sua sensibilidade, dedicação, generosidade, profundidade e grandeza são qualidades superlativas, assim como o seu talento como escritora.

Mas o maior presente que ganhei não chega aos pés da nossa parceria profissional. A amizade, os aprendizados, a confiança, a cumplicidade, as risadas e a alegria que compartilhamos quando estamos juntas, a família que nos tornamos...

Isso sim é o que importa de verdade. E é pra sempre.

Descortinando o processo

ESCREVER ESTE LIVRO COM A GABRIELA foi uma jornada feita de conversas por vídeo, encontros ao vivo, viagens entre Rio e São Paulo e, sobretudo, presença, daquelas que exigem corpo e escuta. Aos poucos, fui descobrindo uma Gabriela que escapa dos rótulos, das expectativas automáticas, da moldura pública. Uma mulher inquieta, atenta, vulnerável e, ao mesmo tempo, incrivelmente firme. E é essa Gabriela, cheia de arestas, luzes e sombras, que mora nestas páginas.

Contar esse processo é quase tão difícil quanto tê-lo vivido. Porque escrever sobre a vida de alguém não é apenas uma questão de método ou técnica. É entrar em um espaço íntimo, movediço, que exige cuidado e coragem. Passamos semanas lado a lado. Horas a fio em conversas honestas, algumas leves, outras cortantes, muitas emocionadas. Foi nesse tempo compartilhado que consegui enxergá-la além da atriz, além da filha de uma estrela, além da mulher que o público pensa conhecer. E, ao fazer isso, comecei também a rever minha própria forma de olhar o mundo.

Desde o início, sabíamos que esta obra não nasceria apenas para contar sua trajetória. A intenção era compartilhar, provocar, abrir brechas para pensarmos sobre identidade, pertencimento e verdade. Depois de um processo como esse, ninguém volta igual. Um livro é um organismo vivo. Há sempre uma parte que escapa, que se impõe, que pede passagem. Se formos honestos, é a essa parte que devemos nos render.

Foram cafés, refeições partilhadas, filmes, peças, pausas, vinhos, cigarros, que, no caso de Gabriela, ficaram para trás (porque, quando ela decide algo, não há quem a faça recuar); e os encontros fora das páginas que também foram construção. Talvez tenham sido esses momentos que deram a esta narrativa sua alma. E também os silêncios, o descansar do texto. Este livro foi nascendo nesses espaços, tanto quanto nos relatos e nas memórias. É, sim, confessional. Mas não se trata de exposição vazia. Ele está mais próximo de um espelho limpo. Nesse sentido, é uma entrega, um gesto de confiança. Uma tentativa de olhar para si com honestidade e convidar o outro a fazer o mesmo.

Escrever com o outro, e não apenas sobre ele, é um exercício cúmplice. Requer saber quando se aproximar e quando recuar. Quando ouvir sem filtros e quando organizar com distanciamento. Requer, acima de tudo, respeito: pelo que pode ser dito, pelo que ainda não está pronto, pelo que talvez nunca venha à tona. Também exige obstinação: nos temas que insistem em voltar, nas perguntas que ainda doem, nas histórias que precisam amadurecer para, enfim, se deixarem contar.

Esse tipo de escrita não tolera atalhos. Não aceita o raso. Ela exige profundidade e humildade. Porque o controle é uma ilusão:

por mais que se planeje, a vida, e a narrativa, sempre nos escapam pelas bordas. E são essas frestas que revelam o que há de mais verdadeiro.

O mais surpreendente foi perceber que, ao contar a história dela, fui também tocando a minha. Porque toda biografia, no fundo, é um entrelaçamento. Nenhuma vida se escreve sem se deixar atravessar. E, se há honestidade, há transformação.

Foi o jornalismo que me ensinou a amar as histórias. Foi ele que me levou até a escrita, e a escrita acabou me conduzindo até Gabriela. Por isso, é justo agradecer à Sayonara Sarti, amiga e antiga assessora da Gabi. Foi ela que, em uma entrevista que fiz com Gabriela para o *site Heloisa Tolipan*, lançou a pergunta que mudaria tudo: "Por que não escrever um livro sobre a sua vida, Gabi, com a identidade como eixo central, já que esse tema foi tão presente no papo entre vocês duas?".

O que era só uma pauta virou travessia. E, ao longo dessa travessia, vi uma mulher que um dia carregou etiquetas bem coladas se reinventar diante dos meus olhos. Gabriela escolhe a dúvida à certeza fácil. Ela se escuta. Não se trai, é fiel a si mesma. Estas páginas são leais a isso.

Este livro não tem a intenção de encerrar nada, mas de registrar uma trajetória em movimento. Ao longo da vida, Gabriela aprendeu a fazer escolhas com mais consciência, a sustentar seus próprios caminhos, mesmo quando eles não eram óbvios. Ela não busca ser perfeita, busca ser verdadeira. E é isso que torna essa história tão humana e tão relevante. E fez todo esse processo valer a pena.

Brunna Condini

Sumário

Prefácio

Sou amiga da Gabriela há 30 anos. Nos conhecemos no espetáculo *Confissões de adolescente,* e digamos que nos tornamos mulheres e envelhecemos na irmandade que só o teatro proporciona.

Gabi é mulher rara. Daquelas que parecem frágeis, mas carregam dentro de si uma força silenciosa. Ela tem a sabedoria da quietude, da escuta de sentir a vida com uma calma invejável. Gabi é fênix, passa pelos problemas no casulo, não grita, não se expõe, some e reaparece mais forte e com a doçura de sempre. Desde os 17 anos eu a vi passar pelo ônus e pelo bônus de ser filha de um ícone da dramaturgia.

Ela foi protagonista de novela, de série, de fofocas maldosas. Foi criticada, elogiada, exposta, amada. E tem uma característica que me ensina todos os dias: jamais abala seus valores, coisa rara em nosso meio. Separa a vida vivida da vida da artista. Talvez por ter nascido sob os holofotes, sabe o real tamanho das coisas. Gabi não briga com a vida.

Gabriela se reinventa, se investiga, se coloca à prova e agora escreve um livro. Esta é uma obra sensível, verdadeira, que fala de algo primordial: a busca pela nossa identidade. Dá muito trabalho ser quem a gente é. No caso dela, mais ainda, porque já nasceu com um CPF conhecido. Mas como ela mesma diz nestas páginas: "Ser é urgente, e isso já demanda energia suficiente". Assim é Gabi: simples, parceira, inteira e interessante. Gabi tem muito a dizer! Que sorte a de vocês terem a chance de ouvir suas histórias, e que sorte a minha ser testemunha de uma vida tão sábia.

Voa, *friend*, que seu verdadeiro lar é dentro de você!

Ingrid Guimarães

Prólogo

A menina e a etiqueta

"Está vendo aquela menina ali? É a filha da Regina Duarte." Foi assim que a diretora do colégio em que eu fazia o maternal apresentou o local para um casal de pais que procuravam uma escola para seu filho. Eu tinha 4 anos, e pode crer, me lembro disso perfeitamente. Nunca mais esqueci desse dia e, dali por diante, entendi que não importaria o que eu fizesse, existem coisas que dificilmente vão mudar. Eu já era uma menina com uma "etiqueta" colada em mim.

E como me senti, tão nova, sem nem ter consciência ainda de quem eu era, mas já resumida a uma frase: "filha de Regina Duarte?". Sentia que, antes de ser eu, seria o sobrenome, o legado, a comparação. Hoje, percebo que desde que me entendo por gente venho investindo na construção de um caminho próprio. Minha vida toda convergiu para que eu estivesse aqui, agora, ainda pensando em minha identidade.

Nunca sonhei em escrever um livro. Não era um desejo secreto, nem uma meta riscada em listas de fim de ano. Mas diante dos desafios dos últimos anos — uma pandemia, a passagem de minha mãe pela política, uma separação, minha saída da TV Globo, emissora em que fiquei por 35 anos, e tantas outras transformações agregadas ao combo do amadurecimento — me senti atravessada. E, nesse atravessamento, surgiu uma urgência: a de entender, de ordenar o caos, de dar sentido. Talvez por isso este livro exista: não como resposta, mas como tentativa de diálogo com o que fui, com o que sou e com quem quiser me escutar.

Mas qual é o sentido disso tudo? Por que escrever agora? Porque me desajusto por natureza. Porque as coisas transbordam, e transbordaram a um ponto que comecei a desejar me livrar delas. Porque escrever, muitas vezes, mostra uma situação limite. Nessas horas, ou você deixa fluir e ultrapassa a "borda" da contenção ou enlouquece. Ou adoece. E eu tenho um senso de autopreservação muito forte para permitir que isso aconteça. Então, essa não era uma opção. Há de se ter coragem para transbordar, e, por isso mesmo, transbordo aqui. Para me manter viva, sã, no trilho da vida.

Enquanto estas páginas se desenhavam, presenciamos dois momentos históricos brutais: a pandemia mundial do coronavírus e a guerra entre Israel e Hamas, iniciada justamente no dia seguinte à minha chegada a Israel com meus dois filhos, Manuela e Frederico, e o pai deles, Jairo Goldflus, meu ex-marido, em 7 de outubro de 2023. Essa viagem havia sido planejada há muito tempo e vinha de um desejo antigo de que nossos filhos conhecessem suas raízes paternas.

O que deveria ser um momento bom, plantado na memória afetiva dos meus filhos, virou uma lembrança traumática. Acabamos nos deparando com um cenário de medo e incertezas que jamais poderíamos imaginar. Esse episódio, que tem um capítulo neste livro, me atravessou de um jeito que as palavras mal alcançam. Fui tomada por perplexidade e um pavor que nunca havia experimentado antes. Felizmente, conseguimos sair de lá em segurança.

Pensar nos que ficaram e em tudo o que ainda acontece me acompanha sempre. É impossível não refletir sobre o valor da vida e sobre que humanidade ficará para meus filhos, meus netos (se eu os tiver) e todos que vierem depois. Qual é o caminho de volta para tanto horror?

Em 2022, quando comecei este livro, além das consequências da Covid-19, ainda lidávamos com uma disputa presidencial polarizada em nível extremo. Depois dos últimos anos, nada será como antes em nosso país. E aqui dentro de mim, também não.

A pandemia foi especialmente difícil para algumas pessoas. Só posso falar de mim. E me moeu por dentro. Tinha de estar lá pelos meus filhos, pelos meus. Mas a sensação era a de que eu não estava lá realmente. Era como se a realidade muitas vezes precisasse também de distanciamento, como nós uns dos outros.

Meu processo de transbordamento começou aí. Caos no mundo, caos dentro de mim. Tanta coisa acontecendo ao mesmo tempo! Passei um grande período em um sítio da família com a Manu, o Fred e o Jairo. Foi nessa época que nos deparamos com a iminência do fim de uma relação bacana que durou 19 anos.

Por que os casamentos acabam? E por que duram tanto? Cada casamento tem uma identidade construída por acordos. Às vezes esses pactos se renovam, se fortalecem. Em outros períodos, se desfazem em silêncio, minando aos poucos a estrutura que parecia sólida. Entender isso me ajudou a olhar para os meus próprios caminhos com mais compaixão e menos rigidez.

Na mesma época, aconteceu a passagem da minha mãe da vida pública para a vida política. Isso trouxe junto uma enxurrada de julgamentos e cobranças. Nunca foi tão importante saber exatamente quem eu era. Quem eu sou. Foi ali que entendi a importância de fincar os pés na minha identidade.

A vida estava me colocando em uma situação extrema, e só havia a possibilidade de encará-la. Foi exaustivo, inclusive padeci fisicamente em alguns momentos por conta de toda a atmosfera estressante, uma avaria aqui, uma doença autoimune do trato gastrointestinal ali e muita exposição, coisa que nunca apreciei, mesmo sendo atriz.

Eu sei que a curiosidade sobre esse tema deve atrair muitos dos leitores deste livro. Durante os quase três anos do processo de escrita, a decisão de compartilhar essa experiência — sob o meu ponto de vista — foi decisiva. Falar foi essencial para elaborar o que vivi, naturalizar as diferenças e, acima de tudo, colocar o episódio no único lugar a que ele pertence: o passado.

Tenho lembranças imperfeitas dessa época, mas esse não é o ponto. Tenho lembranças imperfeitas de muitas fases da vida e até da carreira. Mas também tenho uma memória teimosa, que guarda eventos que foram determinantes na minha trajetória. E eles estão aqui.

Vim ao mundo há 51 anos na cidade de Campinas. Nasci no dia 15 de abril, com sol em Áries, lua em Aquário, ascendente em Escorpião e, desde então, minha vida privada também vem sido regida pela atenção pública. Filha de Regina Blois Duarte e de Marcos Flávio Cunha Franco. Para a audiência, sempre mais filha da mãe. Tão parecidas e tão diferentes, um clássico.

Da época do meu nascimento, recordo de algumas histórias contadas pela minha mãe, uma delas bem especial, a de uma crônica que Carlos Drummond de Andrade — olha que honra — escreveu em 1974, falando da minha chegada, intitulada "Gabriela nasceu sorrindo". Nessa crônica, Drummond celebrou meu nascimento com afeto e poesia. Boas-vindas dignas de uma "estreia" no mundo.

Fui criada por uma mulher forte, incansável. Acredito que essa vocação de ir em frente, aconteça o que acontecer, aprendi com ela. A gente é feita de uma fibra rara mesmo. Regina criou filhos e bichos, plantou árvores, deu vida a uma infinidade de personagens, fez história, porque quando chegou na TV "tudo ainda era mato", então fez parte da construção da história da teledramaturgia brasileira. Tenho um orgulho profundo das minhas origens. Tudo isso faz parte da minha história, mas, como este livro é sobre mim, destaco aqui o fato de ser filha de quem sou, como um norte na minha incansável busca por identidade ao longo da vida.

E que livro é este? Uma autobiografia? Um livro de autoajuda? Um convite ao leitor para que venha comigo nessa jornada identidade adentro? Ou apenas um livro de memórias, já que ainda estou na metade do caminho? Eu poderia responder "sim" para tudo, mas também sou capaz de negar veementemente a "acusação" de que estas páginas sejam uma "egotrip". São? O desejo é que sejam honestas.

Ao escrever, penso: será que as pessoas, como eu, se apegam às suas identidades como a um bote salva-vidas no meio de um oceano? Gosto da ideia de que se apropriar dela seja algo tão vital quanto respirar.

Por isso esse tema é o fio condutor deste livro. Quando sua identidade te coloca em um caminho em que existem poucas escolhas, ou você pede desculpas por ser quem é, ou tem a coragem de seguir adiante bancando quem você realmente é. Mas essa é uma questão que impacta cada um de um jeito.

Meus filhos, por exemplo, não exteriorizam qualquer dificuldade em relação à preservação de suas jovens identidades em construção. Até já perguntei para Manu, que é mais velha, se ser minha filha, neta da Regina, já foi uma questão... ela respondeu que "nunca, nunquinha". Minha filha conseguiu "descolar" e está escrevendo sua história sem ameaças à sua autenticidade... será? Tomara. Caso em algum momento não seja assim, ela sempre poderá contar comigo. Ou melhor, ela sempre poderá contar com quem está se tornando. Isso é o que fortalece.

O nascimento dos meus filhos foi o que de mais importante aconteceu na minha vida. Ter filhos é uma experiência maravilhosa e, ao mesmo tempo, desafiadora. Porque, apesar do amor imenso que nos atravessa, logo entendemos que eles não são extensões de quem somos ou do que sonhamos. São seres humanos inteiros, com vontades próprias, com um caminho que não nos pertence. Talvez esse seja o maior desafio e a maior beleza da maternidade: aprender a amar sem tentar moldar, apoiar sem querer controlar, guiar pacientemente (e outras vezes nem tanto) sabendo que, no fim, cada escolha será deles, e não nossa.

Trago o que vivi como filha para essa experiência. Errando, acertando, acumulando culpas, deixando outras pelo caminho, como qualquer mãe, mas, fundamentalmente, dando espaço para que meus filhos sejam quem são. Tudo com o meu olhar e valores inegociáveis. Desejo que sejam melhores do que eu, e isso exige a minha dedicação. Essa é minha versão "identidade-mãe", que procura honrar suas essências. A maternidade é um tema caro para mim e em constante construção, por isso me aprofundo nele mais adiante.

Tudo o que tenho de mais precioso são os meus filhos. E tudo o que não tenho são os meus filhos. Eles são deles. Pensar assim impõe outros sentidos à minha existência. De continuar perseguindo, sempre, e mais, o que faz sentido para mim.

E hoje percebo que escrever é algo que faz muito sentido. Sempre fui alguém que se refugiou nos livros. Eles são um lugar superseguro quando preciso me isolar da realidade, do caos. Poderia mesmo compará-los ao objeto de transição*, que mencionam na psicologia infantil, aquela história do "cobertorzinho". É um lugar de acolhimento absoluto. Agora que escrevi um livro, fico pensando: será que ele também confortará alguém?

Tenho uma ótima vida. Sou feliz com tudo o que tenho e me tornei, mas ainda me pego tateando em busca de respostas que talvez nunca cheguem. E essa é a jornada. É preciso não lutar contra ela. Você pode até não se apaixonar por trechos do caminho, mas vá fazendo sua parte para viver da melhor forma possível. Eu, pelo menos, tenho tentado. E em algum momento chuto o "balde". E depois vou lá e recolho o "balde". Isso é uma rotina inevitável, e hoje sei bem que é assim que a gente faz as pazes com a vida. É um exercício de liberdade, como tem sido escrever.

Neste livro revisito o agora, o início e o meio. Não necessariamente nessa ordem. Dentro dessas memórias, vêm a carreira, os principais trabalhos, os bastidores, algumas curiosidades, a relação com a minha mãe, um casamento, a maternidade, os encontros, os pés na bunda, o fim de um contrato profissional de uma vida, a autonomia se desenhando, o amadurecimento, a menopausa, um novo amor, muitos questionamentos, algumas convicções e

---

* Termo usado na psicologia infantil para um objeto que a criança usa para se sentir segura durante a transição entre a dependência total da mãe (ou figura de apego) e o início da autonomia.

poucas certezas absolutas. Tudo acompanhado de uma força muitas vezes abalável, mas que nunca me abandonou. Porque as mulheres que me habitaram ao longo dos anos envergam, mas não quebram. São elas que falam aqui, com toda a liberdade que consegui.

E ser livre não significa agir de acordo com a própria natureza? Senão, que liberdade seria essa? Se você se considera livre mas só age conforme esperam, então não é verdadeiramente livre. A liberdade contém tudo, a luz e as sombras. O espaço para ser e deixar de ser. A liberdade me permitiu investigar publicamente uma identidade para reencontrar o caminho que me levou à íntima construção dela.

Ter sido "empurrada" de volta para o mercado de trabalho me colocou, de maneira ainda mais insistente, diante de questionamentos que me conectam profundamente ao meu propósito como artista: por que desejei ser atriz? Por que sigo fazendo isso ao longo de uma vida? Nesse processo, além deste livro, nasceu um *podcast* sobre amizade com a Renata Castro Barbosa (o "Pod, Amiga?"), e também o meu primeiro monólogo: *O papel de parede amarelo e eu*. Inspirado no conto de 1892 de Charlotte Perkins Gilman — uma importante voz do feminismo —, o espetáculo fala sobre identidade e resistência. Tudo sob a direção cuidadosa das queridas Alessandra Maestrini e Denise Stoklos.

Mas agora, ao final deste "prólogo-capítulo-piloto", saio do presente e volto ao passado. Ao convite do Paulo Ubiratan (1947-1998) para fazer a novela que mudaria a minha vida e colocaria mais uma "etiqueta" em mim: a da Maria Eduarda de *Por Amor*.

1

“Por Amor”, a novela

Faz muito sentido começar a falar da minha trajetória pelo trabalho que, até hoje, mais me faz ser reconhecida pelo público e permanece na minha vida de forma irreversível. Volto para 1997 para lembrar de *Por Amor*, novela escrita pelo querido Manoel Carlos, exibida pela primeira vez em 13 de outubro, na TV Globo.

Não tive dúvidas em aceitar fazer a Maria Eduarda. Afinal, estava no começo da minha carreira, e era um privilégio protagonizar uma obra do Maneco, um dos principais autores deste país. Ele completou 90 anos em 2023, e o Globoplay produziu alguns depoimentos para uma série em sua homenagem intitulada *Tributo — Manoel Carlos*. Me chamaram para participar, e foi emocionante resgatar tantas memórias preciosas.

Em *Por Amor* minha mãe e eu vivemos também mãe e filha. A novela foi a continuidade de uma parceria feliz entre o Maneco e Regina, iniciada em *História de Amor* (1995), quando viveu sua primeira Helena, então ela estava entusiasmada. Eu também me sentia empolgada, mas apreensiva na mesma medida, afinal faria minha primeira protagonista no horário nobre da TV.

Voltei a morar com a minha mãe no Rio de Janeiro por conta da novela e convivíamos como nunca, dentro e fora dos *sets*. Eu não tinha a menor ideia do que me esperava. Os aprendizados desse trabalho foram incontáveis, inclusive nos bastidores.

O Paulo Ubiratan era nosso diretor-geral, e tem um episódio com ele que me marcou muito. Logo no início das gravações, acabei me atrasando algumas vezes. Não tanto a ponto de atrapalhar a dinâmica da equipe, mas administrei mal meu tempo e aquilo não seria perdoado.

No terceiro atraso, que nem foi consecutivo, quando cheguei na porta do estúdio, Paulo estava lá fumando e me aguardando. Desci do carrinho, ele olhou o relógio e me perguntou: "Qual era seu horário de chegada?". Eu respondi: "Às onze horas". E já ia me justificar. Mas ele me interrompeu e disse: "Não dá tempo de fazer maquiagem nem cabelo. Coloca o figurino e entra no estúdio". Nesse dia me troquei e fui gravar de cara limpa e cabelo úmido. Ainda bem que com 23 anos temos colágeno suficiente, e isso não foi uma questão.

Paulo não era cruel; pelo contrário, era paternal. Rigoroso, mas igualmente carinhoso e zeloso. Queria me ensinar que as coisas dali por diante tomariam outra proporção, inclusive em termos de responsabilidade. Ele me direcionava para enxergar a grandeza do que eu estava vivendo. Paulo Ubiratan partiu muito cedo, aos 51 anos, em 28 de março de 1998. Ele ainda estava envolvido com a finalização de *Por Amor*, que teve seu último capítulo exibido em 22 de maio daquele ano. A gente ficou profundamente abalado com sua partida... foi um choque. Paulo deixou muita saudade, era desses profissionais raros, um verdadeiro líder.

Sempre apreciei gente que expressa exatamente o que sente e pensa, sem mascarar. Paulo era assim, e isso, para mim, torna a pessoa altamente confiável.

Viver a Eduarda era imenso, partindo da minha entrega, do alcance, da exposição e de como essa história mexeria com o Brasil. Esse trabalho não foi apenas o que mais me projetou até então, foi também o que mais exigiu coragem. Fui com medo mesmo.

Me apaixonei por aquele enredo sem saída que o Maneco criou, em que a gente não sabia exatamente de que lado ficar. Afinal, tanto as heroínas quanto as antagonistas habitavam zonas de sombra, e isso, no fundo, traduzia com muita verdade os conflitos humanos. Cada personagem carregava sua humanidade de forma intensa e honesta. Elas lutavam com suas imperfeições, com suas escolhas. Ali, eu pensei: estou fazendo algo grandioso. É uma história feita para emocionar. E, de fato, o Brasil parou para assistir a *Por Amor.*

Era um tempo sem redes sociais e plataformas de *streamings*, então o público não queria perder um capítulo, a família se reunia para assistir à novela. A história de *Por Amor* mexeu com o público porque era um dilema extremo: até que ponto uma mãe iria por amor a um filho? A trama era centrada na decisão de Helena, que trocava seu bebê saudável pelo da filha, Eduarda, que havia nascido morto. A novela repercutia nas rodas de conversa, nos jornais, nas revistas e em qualquer lugar que tivesse uma TV ligada.

Começamos a gravar em Veneza, na Itália, onde as nossas personagens viviam momentos determinantes de suas vidas e lidavam da maneira que podiam, de acordo com suas visões geracionais: Eduarda estava prestes a se casar, e Helena recém-separada de um relacionamento.

Em Veneza, Helena encontrava um novo amor (Atílio, vivido pelo querido Antônio Fagundes), e Eduarda se confrontava com as inseguranças na relação com o futuro marido, Marcelo (Fabio Assunção). Depois, vinha o casamento de Eduarda, Helena se casava com Atílio, as duas engravidavam quase simultaneamente, e aí vinha o grande *plot twist*.

O enredo de *Por Amor* era um verdadeiro labirinto emocional. Helena e Eduarda dão à luz no mesmo dia, mas o destino é cruel: o bebê de Eduarda não sobrevive, e, para piorar, complicações durante o parto a impedem de ter outros filhos. Diante da dor da filha, Helena toma uma decisão desesperada: troca os bebês. Entrega seu próprio filho vivo no lugar do filho morto de Eduarda. Acredita que, pela experiência de vida, conseguirá sustentar essa mentira, tudo para poupar a filha do sofrimento.

Essa cena da troca dos bebês é algo que me arrepia até hoje. Lembro perfeitamente da gravação: criaram uma noite de temporal no Rio de Janeiro. Helena e Eduarda iam para a maternidade com os partos marcados simultaneamente, mas ninguém conseguia chegar, nem maridos, nem parentes, nem amigos. A cidade estava completamente alagada. Era um cenário de caos absoluto, que aumentava ainda mais o drama.

Ambas passavam por cesarianas de emergência. Eduarda perdia o filho e a possibilidade de ser mãe novamente. Para ela, que sonhava construir uma grande família, aquilo representava a perda de seu valor dentro do casamento. Como se não bastasse, a pressão era ainda maior: a família do marido fazia questão de lembrar que o herdeiro deveria ser, de preferência, um menino. O puro suco do machismo da época, tão naturalizado que nem soava absurdo para muita gente.

Foi nesse contexto que Helena, com Eduarda ainda sedada, soube da gravidade da situação e propôs a troca ao médico César (vivido por Marcelo Serrado), amigo íntimo da família. César, que devia muito a Helena — ela havia financiado seus estudos — e, além disso, era apaixonado por Eduarda, aceitou ser cúmplice da loucura. A partir dali, estava selada uma trama sem volta, que misturava amor, culpa, medo e dor. Um novelão.

Durante toda a sequência da gravação, Eduarda dormia, já que havia acabado de passar por uma cirurgia. Eu ficava deitada ouvindo aqueles diálogos e às vezes cochilava aguardando, naquela cama de hospital cenográfico, e tudo parecia mesmo um sonho. Era trágico, avassalador. É legítimo sacrificar tudo por amor a um filho? De que lado você fica nessa história?

Que porrada, uma comoção. Quase 30 anos depois essa troca de bebês ainda divide opiniões. E não só do espectador. A cena foi polêmica inclusive no meio da classe médica, com um grupo que na época criticou muito a decisão do César de concordar com a escolha da Helena. Diziam que a sequência poderia levar a um pânico das mulheres grávidas nas maternidades e que as cenas "atropelavam" a ética médica. Mais uma discussão aberta, mais um gol do Maneco.

Desses momentos no hospital — quando Eduarda acordava e tomava conhecimento da versão de Helena e César sobre o ocorrido, recebendo nos braços seu filho-irmão — guardo uma recordação dos bastidores bem menos dramática.

Em determinado momento, eu fazia uma cena simulando a primeira amamentação da Eduarda com o filho. Pegava o bebê nos braços e aproximava do meu peito. De repente, ouvi a voz do diretor lá do *switcher*: "Gabriela, aproxima mais o bebê do peito.

Está falso". Obedeci. E, em um descuido, a criança abocanhou meu seio e começou a sugar.

A mãe do neném estava no estúdio acompanhando na boca de cena e viu tudo. Nunca me esqueço daquela mãe que parecia uma leoa, andando de um lado para o outro no *set*, sem querer interromper a ficção que se misturava à realidade, mas prestes a fazê-lo. Eu, do outro lado, atônita, não sabia como agir. Fiquei vermelha, sem reação. Não sei se de vergonha ou de nervoso.

Sei que a mãe da criança de repente me deu a ordem: "Puxa! Tira!". Fiz! E o bebê largou meu peito. Tempo para todo mundo se recuperar. Todos em silêncio, eu, minha mãe, a mãe da criança. Recomeçamos. A voz do diretor volta do *switcher*: "Gabi, cobre o peito. Vamos fazer de novo, agora reposicionando as câmeras. Fiquem tranquilos". Ele daria uma solução técnica.

Gravávamos muito, era uma carga de cenas que nunca mais vivi de perto. A começar por Veneza, onde fizemos os primeiros capítulos. Acho engraçado que as pessoas me perguntavam, curiosas: "O que você achou de Veneza?". E eu respondia: "Não sei, eu só trabalhei". A rotina era insana. Todos os dias às cinco da manhã batia na porta do nosso quarto a cabeleireira italiana: "*Parrucchiera! Parrucchiera!*".*

Ela entrava, nos aprontávamos, saíamos com o nascer do sol e só parávamos quando a luz natural acabava. Como na época era verão na Europa, normalmente gravávamos até as 21h. Foram dez dias nessa rotina intensa de trabalho e de convivência.

Eu e minha mãe ensaiávamos as cenas, mas não havia muita troca sobre nossas composições. Apesar da experiência, ela nunca se colocou como *coach,* nem eu queria que fizesse esse papel.

---

* *Parrucchiera* significa "cabeleireira" em italiano.

Respeitávamos nossos espaços. E eu desejava fazer minhas próprias descobertas e escolhas. Não tinha essa dela ficar me dirigindo, só quando algo chamava muito sua atenção, como a mania que adquiri no início da novela de mexer no cabelo o tempo todo. Lembro dela repetindo como um mantra: "Gab, lar-ga esse cabelo, esque-ce esse cabelo".

Foi uma viagem muito louca fazer *Por Amor*. Fora a mistura de vida com ficção, começando pela abertura, criada toda com fotografias do nosso acervo familiar. Aliás, essa história foi uma novela à parte. A produção pediu que a minha mãe separasse fotografias nossas de momentos especiais ao longo da vida. Ela selecionou e enviou, entendendo que o material seria utilizado pela direção de arte, para os cenários, porta-retratos e por aí vai.

Muito bem. Na estreia da novela, enquanto todo o elenco assistia junto em uma churrascaria, nós saímos direto do estúdio para nosso apartamento na Barra da Tijuca, e quase não chegamos a tempo de ver o primeiro capítulo. Recordo que entramos em casa e já nos posicionamos no sofá com aquela ansiedade boa de estreia.

Quando começaram os primeiros acordes da música "Falando de amor", do Tom Jobim, na versão do Quarteto em Cy e MPB 4, veio o choque: nossas fotografias pessoais, todos aqueles registros de uma vida entre mãe e filha, ali, para o Brasil todo ver, todas as noites. Assistimos à abertura em silêncio, absolutamente perplexas. "O que é isso?", perguntei. E minha mãe disse: "Não sei, enviei as fotos, mas não imaginava que seriam para a abertura da novela".

Aquilo era imenso e ia muito além de fazermos mãe e filha na ficção. Ainda assimilávamos tudo quando ela resolveu ligar para o Boni, em um misto de emocionada e espantada. "O que é isso, Boni? Não é muita exposição?" E ele: "Não, essa novela é uma história de mãe e filha, ou seja, essa novela são vocês". Boni disse que não contou o que fariam com as fotografias porque queria que fosse uma surpresa para nós. E que surpresa. De cara, nossa intimidade já à mostra, sem as personagens na frente. Ficou lindo, e ficou claro que muitas fronteiras seriam ultrapassadas para esse trabalho ser realizado.

Lá no íntimo, ao invés dessa abertura me trazer força, me deixou ainda mais apreensiva, porque escancarava o tamanho da missão que assumíamos. Eu pensava: "Agora o olhar do Brasil está sobre nós, estamos misturadas incontestavelmente". A verdade é que a abertura emocionava, estabelecia conexão, intimidade, e já trazia o público de cara para dentro do jogo. As pessoas adoravam, replicavam a pose do selinho entre mãe e filha em suas fotografias, exatamente como uma das nossas que aparecia abrindo a novela, um *hit*. Se fosse em tempos de Instagram, teria viralizado.

O trabalho do Hans Donner era um *show* à parte. Todas as noites, durante um pouco mais de sete meses, em quase 200 capítulos, o país assistia a registros retirados dos nossos álbuns de família, da minha infância e da adolescência, das viagens com a minha mãe, das celebrações, das datas marcantes... estava tudo ali. Os registros da nossa relação estavam ali.

A Eduarda era uma personagem bem controversa e foi odiada por um período. Na verdade, ela só conquistou o Brasil a partir da metade da trama, quando começou a ter sua torcida. Era uma menina com personalidade forte, e nem ela nem a mãe sabiam lidar com sua impulsividade, o que causava muitos conflitos entre elas. Embates memoráveis.

Eduarda não era mole, era facilmente "implicável". Mas era também muito jovem. Fico pensando se hoje ela encontraria mais sororidade e empatia, mesmo sendo uma pessoa difícil de lidar, afinal estava amadurecendo. E carregava um outro lado potente, que vinha florescendo ao longo da história. Enquanto ia aprendendo a lidar com as frustrações das quais a mãe procurou poupá-la ao longo da vida, a personagem ia tomando posse da sua identidade e do que desejava.

À medida que foi sendo provocada pela vida, foi entendendo que precisava se defender, se posicionar. E encarou. Era bonito ver ainda o quanto era correta, ética e leal a si mesma. Em determinado momento passou a defender outros personagens do que acreditava ser injusto, incluindo sua mãe.

Em 1997, quando *Por Amor* estreou, a internet ainda engatinhava e nem se sonhava com as redes sociais como conhecemos hoje. Ainda assim, criaram um *site* chamado "Eu odeio a Eduarda". Era uma página rudimentar, que permitia que os internautas enviassem mensagens ao Manoel Carlos pedindo a morte da personagem e até jogassem tomates virtuais nela. Foi a primeira campanha de "cancelamento" contra uma personagem na TV. Fui "cancelada" quando isso nem era moda ainda! É precursora que chama, amores.

A repercussão foi tão grande que influenciou os rumos da novela. Foi divulgado que, originalmente, Eduarda deveria morrer no final da trama, mas Maneco decidiu alterar esse desfecho: "Sou um autor que ouve a voz das ruas, e as pessoas pedem para que a Eduarda não morra", declarou. Tudo muito intenso. É bem verdade que as filhas das Helenas do Manuel Carlos costumavam ter de lidar com a antipatia do público por conta de suas personalidades, mas a Eduarda foi, sem dúvida, um marco na modalidade.

Entretanto, nem tudo foi rejeição, porque em 1999, quando a novela foi transmitida em Portugal, onde tenho um público carinhoso desde então, a recepção à personagem de cara foi outra. Lá, os telespectadores a acolheram com mais empatia e surgiu um *site* com o nome "Eu adoro a Eduarda", em uma espécie de contraponto ao "*hater* brasileiro". Foi muito impactante ver todo esse movimento repercutindo ao redor do meu trabalho. Amassem ou odiassem, falavam da Eduarda.

Por aqui, a novela fazia muito sucesso, então tive que aprender a lidar com o olhar do público, que não era só de benevolência, de carinho, de amor, era um olhar desconfiado de "Ai, que menina chata! Essa chata que é ingrata com a mãe, que maltrata a irmãzinha (a Sandrinha, feita pela Cecilia Dassi) e que hostiliza o pai dependente do álcool (Orestes, vivido pelo inesquecível Paulo José)". Foi a primeira vez que senti esse tipo de rejeição na pele. Obviamente não era pessoal, mas quem sentia era eu.

Tive de entender como elaborar tudo isso tão jovem e seguir com um trabalho tão importante sem me deixar abater. Precisava continuar firme, a novela estava no ar. Eu tinha de defender aquela personagem a qualquer preço, confiando totalmente no Manoel Carlos e no que estava por trás da sua dramaturgia.

Chegou a um ponto do roteiro em que as cenas da Eduarda eram só de conflitos: com a Helena, com o pai, com o marido, com a sogra, Branca (interpretada por uma impagável Susana Vieira), com a Laura, ex-namorada do marido, feita pela talentosa Vivianne Pasmanter, e por aí vai.

Me confrontava comigo mesma por meio da Eduarda. Existia a plena consciência de que, na minha inexperiência, eu estava "trocando o pneu do carro em movimento", fazendo e aprendendo. Não dava para ficar "molhando os pés na beirinha do rio". Por isso mergulhei inteira na experiência. E, como toda heroína tem seus "dias de luta" e seus "dias de glória", entendi que chegaria o momento de trilhar a jornada de redenção da Eduarda. Só não fazia a menor ideia de quando e como isso se daria.

Nessa época, eu namorava o Fábio Ghirardelli e cheguei a ter um sonho em que ele também me rejeitava. Quando a novela foi ao ar, estávamos no início do nosso namoro e eu totalmente envolvida. Nesse pesadelo, ele me tratava com desprezo e até raiva. Fiquei péssima e contei sobre esse sonho para minha terapeuta. Ela, então, me ajudou a elaborar que, obviamente, aquele era o reflexo de um sentimento que eu estava experimentando. Foi a primeira vez que percebi como a rejeição à personagem estava me afetando pessoalmente também. Foi o início de uma consciência importante, de separar o que era real do que era ficção. Isso foi me fortalecendo. E o namoro com o Fábio durou seis anos.

Era preciso entender onde esse trabalho, que despertava tantos sentimentos controversos no público, estava me levando. Mas isso foi um processo, e fiz o melhor que pude até o fim. Emprestei para a Eduarda meu corpo, minha voz, meus ouvidos, minha intuição, meu colo. E a Eduarda me deu uma casca grossa para a vida toda.

Quando esse movimento todo contra ela começou, fiquei com tanto medo que fui falar com o Maneco. Ele me tranquilizou, disse para confiar, já que estava prevista uma grande virada para a Eduarda. A jornada do herói* dela foi muito forte também porque percorreu um caminho árduo de lidar com uma traição, uma separação e a relação com aquele filho tão amado, mas que o público sabia que não era dela. Na história, os limites do amor

* Também conhecida como monomito, é uma narração que mostra como um personagem se transforma ao longo de sua trajetória, enfrentando medos e limitações, passando por desafios, superando obstáculos e adquirindo aprendizados para retornar à sua vida cotidiana (regresso) como uma pessoa diferente.

foram testados de muitas formas. E, na vida, também testei os meus.

Em um momento, cheguei mesmo a achar que a minha carreira poderia terminar ali. Só que não permiti que isso me paralisasse. Fazia o que precisava ser feito. Fazia aquela personagem exatamente do jeito que eu a recebia. Na minha inexperiência, na minha intuição, do jeito que eu sabia. O Maneco me entregava, e eu devolvia como batia em mim. Instintivo, vivo, cru. Minha Eduarda era visceral porque eu só sabia fazer assim. E isso servia a ela.

Eu não tinha a menor ideia de onde isso ia dar, mas começou ali um movimento meu como atriz de seguir apesar do medo, da crítica, da autocrítica, vendo no horizonte só a saída, o final do processo. É uma espécie de fé que desenvolvi que cria uma atmosfera de certeza de que tudo dará certo no final.

Eu era quase um diamante bruto. Não ficava lapidando e pensando: "Ah, mas o público está me odiando, acho que vou falar desse jeito aqui para terem peninha". E no final das contas o público entendeu que a Eduarda não era uma coisa só.

O fato de ela ter seus próprios pensamentos, personalidade, e não se deixar ser controlada pelo marido, agindo por conta do que acreditava, de forma independente dele, também suscitou no personagem do Fabio Assunção uma possibilidade de amadurecimento. E foi esse crescimento, de ambos, que permitiu um desfecho positivo para o casal. Um *happy end* menos idealizado, mais real.

De 1997 para cá, a percepção de como uma mulher deveria se comportar também se transformou, felizmente. Quando a novela foi ao ar, só viam na Eduarda a imaturidade, os caprichos e as inseguranças; hoje já é perceptível que ela era, acima de tudo, uma mulher que sabia o que queria e ia com firmeza em busca disso. Defendia suas escolhas e honrava sua autenticidade para além das opiniões dos outros e da relação com a mãe superprotetora. Uma mulher empoderada, no vocabulário comum dos nossos tempos, bem a cara deste século XXI.

Talento radical

Manoel Carlos*

Quando pensei na Gabriela para fazer o papel de Eduarda, pensei na atriz sensível, capaz de entender o problema do personagem, vivê-lo em toda a sua plenitude e não cair nas facilidades que todo papel dramático oferece. Ela procurou e encontrou o tom certo, que faz dela uma das mais talentosas atrizes brasileiras. Quando ela leu os 10 primeiros capítulos, teve uma surpresa, que não deixou de ser preocupante: o personagem tinha um pique inicial muito mais agudo do que eu a fizera entender. Toda aquela progressão agressiva diante de Laura, por exemplo, viria de maneira mais suave e mais demorada do que acabei escrevendo. Foi um susto, mas ela enfrentou o desafio com garra e talento. Sempre tive certeza desse sucesso, mas mesmo assim me surpreendo pela maneira radical com que ela se atira às cenas. Confio absolutamente nela.

Como pessoa, Gabriela é um oásis. Plena. Limpa dos cacoetes e dos clichês. Olha nos olhos, aperta a mão quando cumprimenta. É uma jovem de muito valor e de quem eu me orgulho e me envaideço de estar dando a primeira grande oportunidade de uma carreira que será brilhante, tenho certeza.

**Autor da novela* Por Amor

Como atriz, era uma demanda emocional imensa. Muitas vezes me assistia nas cenas e não gostava de nada, sentia um desconforto abissal. Essa novela foi minha escola de vida, me formou como ser humano. Inexperiente, aprendi na marra coisas que eu nunca havia experimentado antes e precisei buscar ferramentas em meus arquétipos, fosse para protagonizar as brigas com a mãe naquela intensidade, situação que eu nunca havia vivenciado, fosse para me relacionar com um pai adicto, ou, ainda, para viver o nascimento de um filho e, na sequência, um divórcio litigioso, entre outras experiências.

Para viver a Eduarda, fui contra minha própria natureza, briguei algumas vezes com a Gabriela que sou. Eu sou mansa, uma pessoa que gosta do contato com os outros, que gosta do bom convívio e da harmonia. Mas, no fim das contas, nada disso interessava, porque quem interessa em uma história é a personagem, e, não, a intérprete. É como se em algum momento eu tivesse dito para ela: "Vem, Eduarda, me ensina".

Nessa época ainda não conseguia separar muito o que era a Gabriela Duarte Franco, pessoa física, da Gabriela Duarte, atriz, pessoa jurídica, da Eduarda, personagem de *Por Amor.* Nada te prepara para esse tipo de trabalho. O que mais prepara um ator é a experiência. Uma vez um colega me disse: "Não vejo a hora de ser um ator velho". Anos depois entendi bem o significado disso, e, como não dá para fazer omelete sem quebrar os ovos, você tem de viver o processo. E acreditar nele.

Hoje conheço a técnica, sei onde está o botão de "liga" e "desliga". Mas naquela fase da vida eu não sabia como acessar esses botões ainda. Então, vivia tudo. Naquela idade eu tinha energia, conseguia viver isso sem enlouquecer. Seu corpo te protege, sua mente te protege.

Fazer *Por Amor* também me levou para o mundo. A novela foi exportada para mais de 70 países, o que ajudou a projetar minha imagem internacionalmente — especialmente porque essa foi uma das novelas brasileiras mais vendidas no exterior. Tenho fãs na Argentina, no Chile, em Portugal, na Rússia, no Marrocos, na República Dominicana... imagina! Isso só reforça como os dramas humanos são mesmo universais e prova a qualidade da nossa teledramaturgia.

Essa novela foi vital, porque ali comecei a me sentir mais independente. Será que justamente a novela em que fizemos mãe e filha se tornaria o trabalho que me descolaria da minha mãe? Sim, foi nessa novela que a "etiqueta" de filha da Regina Duarte descolou um pouco e entrou a da personagem. Por muito tempo virei a Eduarda de *Por Amor*.

Interpretar a Eduarda me trouxe muitos aprendizados, e um deles foi o de que não podemos nos curvar ao machismo. Sua trajetória me inspirou a contar a história de muitas outras mulheres que não tiveram medo de se colocar no mundo.

Quando revisito meu caminho desse trabalho até aqui, me aproximo da personagem com gratidão: quanta potência ela me emprestou! Olho nos olhos daquela menina que viveu a Eduarda e digo para ela que deu tudo certo. E que o mundo gira, surpreende, e que nós construímos além do que sonhamos. E seguimos firmes, uma dentro da outra. Para sempre, por e com amor.

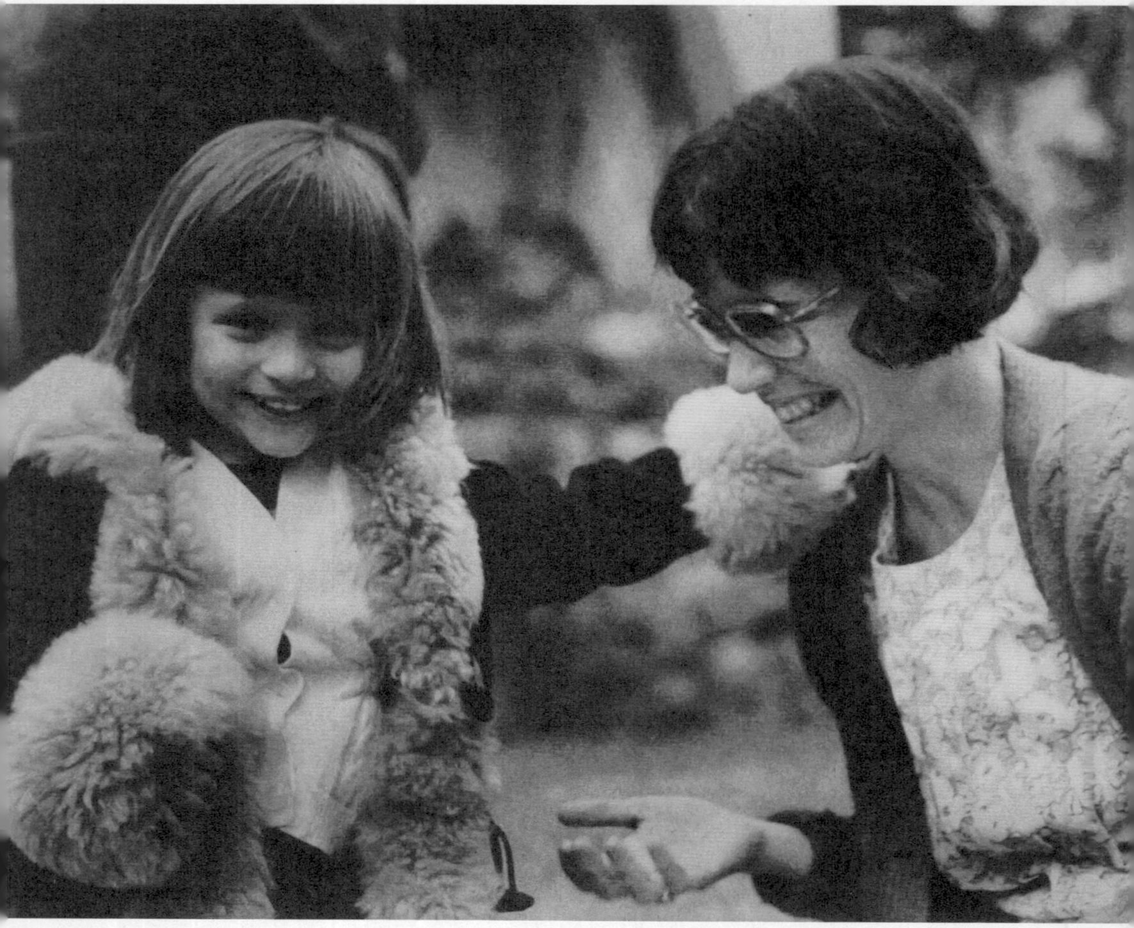

Aos 4 anos com minha mãe e o mesmo corte de cabelo:
uma ainda "espelhinho" (rs) da outra.
Acervo pessoal.

2

A voz atrás da parede

Ser dona do próprio caminho como artista e realizadora é ao mesmo tempo deslumbrante e uma responsabilidade. Um deslumbre porque é poder criar do meu jeito, arriscar, escolher o que pulsa e o que faz sentido pra mim. Mas não dá pra romantizar: isso pede coragem todo santo dia, resiliência, jogo de cintura e força para sustentar as escolhas. Vivo sempre nesse fio de navalha entre o êxtase da criação e o vazio das garantias. E, no meio disso, vou quebrando padrões dentro de mim.

Porque, no fim das contas, o que esperam de nós é que a gente siga o fluxo já traçado, ainda mais se somos mulheres. Só que ser dona do meu caminho é também aceitar que cada passo, mesmo o mais torto, carrega a marca de quem decidiu viver de dentro pra fora.

Foi exatamente assim que insisti em levar um primeiro monólogo para o teatro, meu lugar de criação mais livre. Assim, em 28 de março de 2025, entrei no palco do Teatro Estúdio, em São

Paulo, para ver se tornar realidade o solo *O papel de parede amarelo e eu.*

Fazer um monólogo é uma experiência visceral. É um salto, no meu caso totalmente amparado, mas sempre sem rede no final. Quando aceitei o desafio, não imaginei nem de perto a aventura que me esperava. Estar sozinha em cena é, ao mesmo tempo, aterrorizante e libertador. Você se escuta mais, respira diferente, sente o silêncio do público como parte do texto. Sente tudo. E muito.

Essa peça tem me atravessado. A personagem, presa em um quarto, sendo silenciada, é um espelho distorcido de tantas mulheres ao longo da história e, em algum lugar, de mim mesma também. Foi preciso rasgar camadas, perder o pudor, deixar a voz tremer quando ela quisesse tremer. Em um monólogo, é você, sua verdade à flor da pele e o tempo. Só o tempo.

Esse texto me deu muita liberdade. Paradoxal, eu sei, uma mulher enclausurada me libertou. Mas foi exatamente isso que aconteceu. Me entreguei inteira. Descobri nuances minhas que nem sabia que existiam. E, no final, entendi: um solo não é solidão, é comunhão. Comigo, com a autora, com a equipe, com o público, com todas as vozes que se escondem atrás dos papéis de parede do mundo.

Foram quase três anos desde que tive o primeiro contato com o conto "O papel de parede amarelo", da Charlotte Perkins Gilman, uma das obras mais emblemáticas da literatura feminista do final do século XIX. Publicado em 1892, ele é narrado por uma mulher que, após o parto, é diagnosticada com "esgotamento nervoso" e submetida a um tratamento chamado "cura de repouso", prescrito pelo marido, que é médico.

Na versão da montagem idealizada por mim, e criada por Alessandra Maestrini e Denise Stocklos, a mulher que está confinada nesse quarto vê suas pressões emocionais se revelarem, bem como o contexto social que limita sua liberdade e sua identidade, desafiando as normas vigentes sobre seu papel na sociedade. E isso tudo misturando-se à minha história e à de tantas outras mulheres. A personagem "arranca" o papel de parede que representa o padrão, e eu vou arrancando padrões de mim também. O que eu quero? O que queremos todas? Tem sido uma experiência tão intensa e transformadora que ainda não cabe em palavras. Mas sei que o que tenho vivido está longe de ser pouco.

Escrever este livro foi um processo profundamente encorajador e até terapêutico, que me deu a força necessária para levar adiante o projeto do monólogo, por meio do qual venho me gestando novamente, buscando entender que tipo de artista quero me tornar daqui para a frente.

Desfazer padrões nunca foi fácil, é preciso tempo para que se soltem e deem espaço a algo novo. Depois de quase 40 anos de carreira, senti que era essencial reunir coragem e cercar-me de pessoas criativas, inquietas e inspiradas para criar algo, diferente de tudo o que fiz até aqui.

Encontrei a Alessandra na saída de uma peça e, em uma breve conversa, descobri que ela e a Denise estavam dirigindo juntas. Sempre admirei o trabalho das duas. A Denise, em especial, faz parte da minha formação e é uma grande referência artística. Quando assisti a *Um fax pra Colombo*, em 1990, abriu-se um portal para mim. E, como queria que meu primeiro solo — tão atravessado por questões femininas — fosse dirigido por mulheres, enviei o texto para elas. E assim aconteceu.

Não foi um trajeto tranquilo nem linear. Me testei de todas as formas, cheguei a pensar que não conseguiria em alguns momentos. Mas acredito na força do que a arte quer comunicar, por isso esse espetáculo se tornou possível. Porque havia algo urgente ali, pulsando. Uma necessidade que ultrapassava a minha própria vontade de criar, de estar ali. Era como se o texto pedisse para ser dito para ganhar corpo, som, forma.

Ensaiei em estados emocionais muito diferentes: vulnerável, forte, esgotada, encantada. Cada dia revelava uma camada nova do texto e de mim. Estava acompanhada por vozes que ecoavam da dramaturgia, da direção sensível, das mulheres que me inspiram e daquelas que, silenciosamente, estavam presentes em cada palavra. Um "monólogo de grande elenco", como costuma brincar a Maestrini.

Teve dor, sim. Teve medo. Mas também teve um encontro profundo com a minha potência. Com uma Gabriela que eu ainda não conhecia. O palco virou um espelho em que fui me enxergando aos poucos. Distorcida, fragmentada, exausta, realizada, muito louca, mas inteira. *O papel de parede amarelo e eu* não é só uma peça. É um grito contido por séculos. E emprestar minha voz a esse grito foi, e ainda é, um dos maiores atos de entrega e coragem da minha vida.

O melhor disso tudo é que eu nunca tive essa pretensão. Uma amiga me perguntou, quando eu estava ensaiando: "Você sabe que esse monólogo vai ser tipo um marco em sua fase da maturidade como atriz, né? Isso é grande, importante". Não, não sei, ou melhor, esse não é o objetivo. Eu queria mesmo era ser feliz em cena, fazer algo que desse vazão à minha artista que estava ansiosa por criar. Eu queria brincar. E tenho brincado como nunca.

Também queria muito fazer algo que se misturasse com meu momento de vida, que tivesse minha assinatura, minha identidade. Esse desejo me acompanhava há tempos, mas eu ainda não sabia qual seria o caminho. Quando me deparei com esse texto, me apaixonei imediatamente. É extremamente simples, certeiro e transgressor. Diz muito com pouco. Me atraiu essa capacidade.

Esse trabalho me ofereceu uma nova escuta de mim mesma e do mundo. Ele fala sobre controle, loucura e opressão, mas também sobre liberdade, reconstrução e imaginação. É sobre uma mulher, mas também é sobre todas nós. É sobre o que está nas entrelinhas, atrás das paredes, nas rachaduras.

E agora, mais do que nunca, quero que as pessoas me conheçam exatamente como sou, com forças e fragilidades. Esse é um chamado quase espiritual. Quero estar cada vez mais inteira dando vida às minhas personagens, com meu coração "na testa". E no teatro isso fica tão evidente!

Posso dizer que no teatro sou muito feliz. O teatro traz de volta o sonho para o cotidiano. E isso tem um peso imenso. No meio da correria, das urgências, das cobranças, subir no palco me reconecta com uma parte minha que é mais sutil e talvez mais autêntica também.

O palco me dá passagem para entrar e sair de mim com mais leveza. Esse espetáculo, em especial, me devolveu as chaves de portas internas que eu nem lembrava que existiam. Talvez por isso ele mexe tanto comigo. Porque me lembra que ainda posso ser atravessada, transformada e reinventada. Que ainda posso sonhar. A arte, assim como os sonhos, tem o poder de traduzir o indizível.

Existem sonhos que inspiram, como esse monólogo que faço agora, que desejo que tenha vida longa; e existem os sonhos que despertam, que fazem "fichas caírem". Que te sacodem no meio da noite ou da vida. Sonhos que trazem consciência. Eles dão contorno para sentimentos que, acordada, pareciam apenas uma massa disforme dentro do peito. Já sonhei com situações impossíveis e, ao acordar, percebi que aquilo falava exatamente do que eu estava vivendo.

3

De como tudo mudou

Chovia muito, e o vento frio cortava a pele. Saí porque queria sentir a chuva, mas, a cada passo, a tempestade me segurava. Era difícil manter os pés no chão. Tentava me agarrar a algo, mas a quê? Nada ao redor, só uma árvore distante, muitos passos até ela. A árvore, também desprotegida, castigada pelo imenso volume d'água, tremulava intensamente com o vento. Já tentou abrir a boca no meio da tempestade? É um afogar. Consegui me agarrar à árvore e ficamos assim, nós duas, assustadas e corajosas, esperando tudo passar. Ainda atada a ela, acordei. E tudo estava diferente. Brasil, São Paulo, 2020.

Esse foi um tempo especialmente desafiador. Eu não sabia que minha vida estava prestes a mudar tanto, ninguém sabia. A pandemia foi um corte abrupto no roteiro que acreditávamos controlar. De um dia para o outro, o mundo encolheu para dentro de casa, e o cotidiano virou silêncio, medo, telas e uma espera sem prazo.

Lembro da estranheza dos primeiros dias: as ruas vazias, as notícias que pareciam vir de um filme distópico, o ar carregado de incerteza. Tudo que era sólido, os planos, os encontros, as viagens, até coisas simples como abraçar alguém, se dissolveu na dúvida do "quando" poderíamos. Somos frágeis, mas também resilientes o bastante para nos reinventar. A vida se reduziu ao essencial, e talvez ali eu tenha entendido, de verdade, o valor do que fica quando todo o resto é tirado de nós.

Minhas memórias desse período não são nítidas. Às vezes, parecem estar do outro lado de um oceano, e nadar até elas é quase impossível. Mas tenho tentado chegar lá. E aqui, falo, especificamente, da época em que minha mãe foi convidada a assumir a Secretaria Especial de Cultura do governo Jair Bolsonaro. O que restou daquele período foi uma sensação de completa distância da realidade.

Aquilo não era possível, não estava acontecendo de verdade. E, se estava, não se concretizaria. Minha mãe diria "não". Um "não" educado, solar como ela. Mas naquele momento, eu acreditava, ela não iria para o *front*. Não por falta de coragem, nem por desinteresse na causa, mas porque não fazia sentido adentrar um território tão diametralmente oposto ao que ela estava tão familiarizada ao longo da sua vida: a arte, o sonho, a fantasia.

Me lembro que estava com a minha família — o Jairo, meu marido na época, e meus filhos, Manu e Fred — em uma casa de praia no litoral norte de São Paulo quando tudo começou a acontecer. Divulgaram um vídeo em que o então secretário de cultura do período fazia referências diretas ao discurso nazista de Joseph Goebbels, ministro da Propaganda de Hitler. Aquilo caiu como uma bomba no país — e, principalmente, dentro da própria presidência. Ele precisava sair. Na tentativa de reverter o impacto negativo, surgiu o convite para minha mãe, Regina Duarte, assumir o cargo.

Ela ligou e disse que estava sendo sondada para a pasta. Por mais distópico que parecesse, estava inclinada a aceitar. A princípio, achei que fosse pelo desafio, já que em sua profissão havia chegado ao auge de tudo de incrível que se possa realizar, mas depois fui percebendo que ela acreditava verdadeiramente que teria alguma autonomia para a ação.

Acho que buscavam alguém com carisma junto ao público, uma figura conhecida e querida, uma nomeação que funcionaria como uma espécie de "cortina de fumaça" para aquele momento crítico. Ainda atônita, respirei fundo e disse:

— Mãe, é um cargo público, é político, algo bem mais complexo do que você está acostumada. E é uma pasta muito importante. Olha o contexto... há muitos interesses envolvidos e você não tem essa vivência. Até para quem tem já é delicado. O barulho é grande.

Não era possível. Ela iria declinar. Mesmo se sentindo honrada, porque tinha simpatia pelo governo, não aceitaria. Iria ponderar, agradecer e recusar. Desejei isso fervorosamente. Nossas conversas por telefone continuaram, e nelas fui entendendo que iria acontecer. Ela realmente considerava assumir. Foi convocada e nunca fugiu de uma "missão".

Filha de militar, criada por um pai exigente, sempre esteve pronta para as empreitadas que se colocassem no caminho. Acho que acreditava, de coração, que poderia fazer alguma diferença lá dentro.

Nessa época, as conversas com meus irmãos, André e João, também se intensificaram. O André estava mais próximo dela, acompanhando tudo de perto, e também simpatizava com o governo, mas ainda assim tentava dissuadi-la de aceitar a oferta. Mesmo com alguma afinidade ideológica, ele enxergava o tamanho da encrenca.

Eu e o João sempre fomos mais críticos em relação às ideias e aos posicionamentos daquele governo. Tentamos estabelecer uma comunicação mais direta e mais transparente com a nossa mãe, como de costume. Lembro exatamente do momento em que disse para ele:

— Acho que ela vai aceitar.

Entendemos que precisávamos fazer alguma coisa e rápido. Chegamos juntos à decisão de escrever uma carta. Queríamos deixar claro que não concordávamos, que acreditávamos que ela poderia contribuir para a cultura de outras formas, mas que, naquele contexto, assumir o cargo era mergulhar em uma responsabilidade muito maior do que ela imaginava, e em um cenário que talvez não estivesse preparada para administrar. Então, escrevemos:

> Oi, Mãe,
>
> Eu e João conversamos bastante e decidimos te escrever essa carta. Como seus filhos, e com todo amor e carinho, gostaríamos de reiterar nossa opinião sobre a decisão que você está prestes a tomar e te pedir que reflita e considere a nossa opinião com o mesmo amor e carinho.
>
> Achamos que você está entrando numa roubada, está sendo colocada diretamente no fogo. O momento é muito delicado, e você está sendo pressionada a dar uma resposta MUITO IMPORTANTE, com muito pouco tempo para pensar. Isso é interessante para eles, pois você é um nome forte, depois do desastre que foi o Roberto Alvim. Mas

este cargo, apesar de diminuído (passou de ministério para secretaria, dada a importância menor que o governo dá a essa pasta), exige uma experiência/responsabilidade administrativa ENORME, não somente experiência artística. Temos muito receio que toda sua credibilidade como artista seja colocada à prova.

Ao invés de assumir um cargo administrativo, você poderia assessorar a pessoa que assumir a pasta, ajudando a unir a classe artística, mas não necessariamente assumindo um cargo para o qual não tem experiência e em que todos os ônus cairiam sobre você.

Nossa humilde opinião.

Te amamos demais! Um beijo,

Gabi e João

Inquietude, ansiedade e impotência. Não havia mais paz possível. Era final de fevereiro de 2020, às 20 horas, quando o último telefonema com minha mãe se deu: ela ia mesmo aceitar o convite. Ouvi aquilo e foi uma explosão de sentimentos dentro de mim. Não havia nada de positivo no horizonte. Precisava sair de casa, precisava respirar. Fui correr para tentar organizar os pensamentos.

O que eu ainda poderia fazer para que ela não topasse? Como eu poderia convencê-la? Sentia medo, preocupação, o que estaria por vir? Era muita angústia, e eu precisava gastar um pouco de tudo isso fisicamente. Era como se aquela confirmação fosse uma toxina turbo que precisava sair de mim. Corri mais de uma hora.

Voltei para casa ainda mais angustiada. Não conseguia mesmo enxergar nada de bom naquilo, temia pelas consequências da experiência na vida e na carreira dela. Por mais que você não participe ativamente do cenário político, é fácil intuir como funciona. E é muito difícil você ver alguém tão próximo, que ama tanto e adoraria preservar, cruzando esse portal da vida pública para a vida política, e se atirando nesse jogo duro. E assistir a tudo isso sem poder fazer nada. Absolutamente nada.

Ela não imaginava o tamanho e a velocidade do tsunami que estava a caminho. Em 4 de março de 2020, Regina Duarte assumiu a Secretaria Especial da Cultura. Um arremedo do que havia sido um ministério tão importante para o país. Virou uma espécie de porta-voz daquela empreitada, e na desastrosa entrevista a uma emissora de TV, um mês depois, ficou escancarado o quanto estava vulnerável e por si só nisso tudo. Em Brasília, no meio de uma pandemia, naquele contexto. Quem eram essas pessoas em volta dela? Quem era essa assessoria que deveria estar cuidando dela?

Não quis assistir à tal entrevista no dia em que foi ao ar. Mas a notícia de que sua conversa com os repórteres tinha tomado um rumo caótico chegou para mim por meio da mensagem de WhatsApp de uma atriz que de início se solidarizava com toda aquela situação e acreditava que o jogo poderia mudar de alguma forma se minha mãe assim o quisesse. Ela acreditava que tê-la nesse cargo, apesar do governo em que estava inserida, poderia significar alguma esperança para a cultura. Mas tudo foi acontecendo de forma atropelada.

Sempre cuidei de nosso parentesco com zelo. Procurei preservar esse vínculo da exposição ou do desgaste. Fiz isso até de forma intuitiva. Em muitos momentos, como na adolescência, fui consciente além da conta dos possíveis impactos de viver certas experiências consideradas "normais" para minha idade. Ser filha de alguém com uma fama nacional moldava, inevitavelmente, a forma como o mundo me via e como eu podia ou não me mover nele.

Digo isso mesmo entendendo que para minha mãe aceitar esse tipo de "chamado" fazia muito sentido. Ela sempre foi uma artista com voz ativa, que se posicionou politicamente. Já esteve presente desde participar de protestos pela liberdade artística, denunciando a censura imposta pelo regime militar na década de 1970, até subir em palanques pelas Diretas Já. Sempre agiu de acordo com suas convicções, fossem quais fossem. "Defendo a democracia. Acima de tudo, sou a favor do ser humano, não de partidos", costuma dizer. Valoriza seu livre-arbítrio e nunca abriu mão disso.

Mesmo temendo pelos desdobramentos, respeitei o caminho que ela escolheu, guiada pelo que acreditava. Afinal, isso constitui muito de sua própria identidade. E há de se respeitar o CPF alheio, não é mesmo? O respeito à pluralidade de posicionamentos não pode ser seletivo.

Fui cobrada pelas escolhas da minha mãe, mas, por não dizerem respeito a mim, não aceitei a carapuça que tentaram me fazer vestir. Tampouco sofro de "síndrome persecutória", graças a muita análise. No entanto, não me lembro de ter vivenciado nada parecido com a onda inquisitória que veio a seguir.

E, por estar atenta às entrelinhas, às sutilezas, percebo que fui possivelmente excluída de trabalhos por conta de toda essa situação ou nem sequer fui cotada. Senti o frio da "geladeira". Ouvi frases que não foram ditas e entendi o que não teria explicação naquele momento.

O que vivi nos últimos anos desafiou muitos entendimentos, mas potencializou a chegada dos meus 50 anos, em 2024. Eu não comemorava aniversários com festas havia muito tempo, mas me permiti celebrar.

Foi bom olhar a mulher com meio século que me tornei. Me aceito, na alegria e na tristeza, na saúde e na doença, para me contradizer ou não, mas me honrar, respeitar e amar. Todos os dias da minha vida. Eu sou. E hoje sinto a força contida nisso. Mesmo que para chegar neste ponto do oceano, que me liga ao mais genuíno de mim, tenha de nadar muitas vezes contra a maré. Quem é a "menina com a etiqueta", hoje, com mais de 50 anos? É isso que estamos descobrindo agora.

4

Ninguém é obrigado a nada

NOS ÚLTIMOS ANOS TEMOS VIVIDO EM um país dividido por polos extremos. Ou tudo ou nada. Ou você pensa como eu, ou está contra mim. Mas será que precisa ser assim? Não consigo acreditar nisso. Acho que dá, sim, para discordar sem levantar muros. Pelo menos os instransponíveis. Aliás, é urgente aprender a fazer isso.

Tem tanta energia sendo gasta no ódio, no ressentimento, na polarização... e se essa força fosse canalizada para algo mais construtivo? Para o convívio, para a escuta, para a tentativa de entender e de dialogar?

Por que será que, quando o outro pensa diferente, nos sentimos atacados? Talvez porque a gente queira só ser aceito em tudo, sempre. Ou porque não aprendemos a conviver com o contraditório ou com a ideia de que visões opostas podem coexistir sem que uma precise anular a outra. Ou porque queremos ter razão. E até porque nossas ideias fazem parte da nossa identidade. Então, quando alguém discorda delas, sentimos que estão questionando quem somos, e não apenas o que pensamos. Mas insisto: acredito que dá para concordar ou discordar, mas com boa vontade. É preciso tentar.

Não se sentir obrigado a "ter de" fazer algo, seja opinar, se posicionar ou reagir, deveria ser uma premissa básica entre pessoas que se respeitam. A democracia só se sustenta com tolerância, mesmo diante de ideias que nos pareçam absurdas. Claro que isso não vale para discursos de ódio, preconceitos ou crimes, aí não há espaço para tolerância.

Não foi uma surpresa a pressão em cima de mim quando minha mãe se envolveu com a política. Sou atriz, as pessoas projetam. O que me custou engolir foram os julgamentos apressados, a sede por conflito. Sempre fui discreta em relação às minhas posições políticas. Não por omissão, mas por escolha. O que é público é minha vida artística.

O artista tem a obrigação de se posicionar? Eu não acredito nisso. Ninguém deveria ser obrigado a nada. Se posicionar é, antes de tudo, uma opção íntima. Respeito profundamente quem sente esse chamado, mas também quem não sente. E há quem fale quando sente que deve, de seu jeito, em seu tempo. E tudo bem.

Acredito que o poder de influência de alguém pode, sim, ser transformador. Mas somos seres políticos de muitas formas. Ser livre é poder ser para além das pressões. Essa patrulha que tenta impor o que é certo ou errado, que exige um tipo único de manifestação... ela me angustia. A tal da "cagação de regra". Haja paciência.

Quando minha mãe se tornou secretária de cultura, procuravam em mim vestígios de um discurso (contra, a favor), farejavam meus *posts*, cobravam na marra que eu desse um parecer. É claro que, quanto mais antagônico, melhor. Especulações, distorções, curiosidade mórbida sobre supostos rompimentos. Dá notícia. Dá no saco.

Não é de agora que parte da imprensa escolhe narrativas moldadas para atrair audiência, os famosos "caça-cliques". Ainda bem que hoje, com as redes sociais, podemos falar diretamente com as pessoas. Mas é preciso olhar com atenção para o jogo que se desenha: alguns portais acendem a polêmica, muitas vezes sem compromisso com a verdade, e esperam que você reaja, seja para desmentir, explicar ou apenas se defender. No fundo, tanto faz para eles. O que importa é o barulho. O que importa são os *views*. E há algo profundamente doente nesse prazer que tanta gente sente ao ver o circo pegar fogo.

Vivi isso na pele em algumas situações. Em uma delas, durante uma viagem tranquila de férias com meus filhos, inventaram que eu havia sofrido um acidente marítimo. A notícia correu sem qualquer apuração. Estávamos apenas nos divertindo no mar, foi algo bobo, mas precisei acalmar amigos, familiares e pessoas que se preocupavam conosco.

É preciso que a gente reflita: até quando vamos alimentar essa "sociedade do espetáculo"* sem ter em mente que isso gera consequências para os envolvidos? Será que estamos tão adoecidos que precisamos realmente testemunhar a ruína do outro? Falo aqui de nós, artistas, em nossas muitas "bolhas", mas isso pode acontecer com todo mundo. A internet é um terreno minado: se não soubermos transitar por ele com cuidado, as consequências podem ser graves e até irreversíveis.

Na época do envolvimento da minha mãe na política, por exemplo, fui alvo de muitos ataques pelas redes sociais, sofri ameaças, que inclusive se estendiam à minha família:

---

* Termo cunhado em 1967 pelo cineasta e filósofo francês Ruy Gebord, é uma crítica à forma como a vida moderna passou a ser mediada por imagens e aparências, em que o "parecer" é mais importante do que o "ser".

"Passando pra desejar a morte da sua mãe."

"Tenha cuidado, pois este vírus que tá aí pode levar sua mãezinha que já é velhota e porque não também, seu pai e você. Vocês são uns monstros."

"Minha filha, sua mãe é uma monstra, ignorante, ditadora, fascista, pensa que não vai pagar pelo que faz e diz, saiba tanto ela, como vocês, que o apoiam vão pagar tudo no fogo do inferno... não pensem que dinheiro é tudo, será que sua mãe, ou melhor, vocês conseguem dormir à noite? Ou só através de drogas e álcool?"

"Nazistinha filha da puta."

Tem um lado nosso que racionalmente diz que esse tipo de manifestação é a pura covardia da internet e nada mais. Já um outro lado, aquele do instinto de preservação, nos deixa alertas. E separar o joio do trigo nesta loucura toda pode causar muita ansiedade e medo.

Tive apoio de muita gente, mas também recebi o silêncio de pessoas próximas e importantes para mim. Teve de tudo: exclusão de grupo empoderado no WhatsApp, cobrança de posicionamento em fila de aeroporto, colegas querendo "lacrar" em *posts*, isso só para início de conversa. Me poupe. Se poupem. Empatia seletiva, se vê muito por aí. Nas redes sociais, então, para seguidores verem, corre solta.

Não me rendi a tanta pressão. Optei por fazer o que acreditava, porque é essa coerência que traz paz quando a tempestade finalmente passa.

Eu poderia passar por tudo isso sem falar sobre esse episódio, mas abordar como lidamos com nossas identidades, em um momento não mais analógico, sendo pessoa pública ou não, é fundamental. Afinal, quantos grupos de família racharam nas últimas eleições, por exemplo? Quantas amizades desfeitas? Quantos crimes de ódio?

A internet mudou profundamente a forma como lidamos com nossa identidade. Não dá para fechar os olhos para isso. Mas não se trata de demonizá-la. O ponto é que, com a mudança na comunicação, expor-se tornou mais desafiador. No ambiente digital, é possível ser atacado a qualquer momento e de diferentes formas, e até ser "cancelado" tanto por expor uma opinião quanto por escolher não fazê-lo. Se não estivermos fortalecidos, corremos o risco de sucumbir. Já não somos analógicos, mas seguimos humanos. Continuamos sentindo e acusando os golpes.

Esse volume de críticas e ataques pode adoecer. Será que esperavam que eu fosse à praça pública criticar minha mãe apenas para proteger a minha imagem? Preferi permanecer fiel aos meus valores e confiar que, depois da tempestade, tudo se acalmaria. Ainda assim, me pergunto: como ensinar os meus filhos que a influência externa não deve ser massacrante? Que não pode estar acima de tudo, da família, principalmente? Acredito que isso só seja possível mostrando, na prática, que o que realmente importa é o que nos é mais caro: a integridade, o afeto e a verdade íntima de cada um.

Depois de tudo isso, me agarro ainda mais aos meus valores, porque aí não tem erro, não me perco. Definitivamente, o baile segue. As crises te moldam como ser humano, viram uma cicatriz emocional, e podemos olhar para elas com carinho, mas pelo retrovisor.

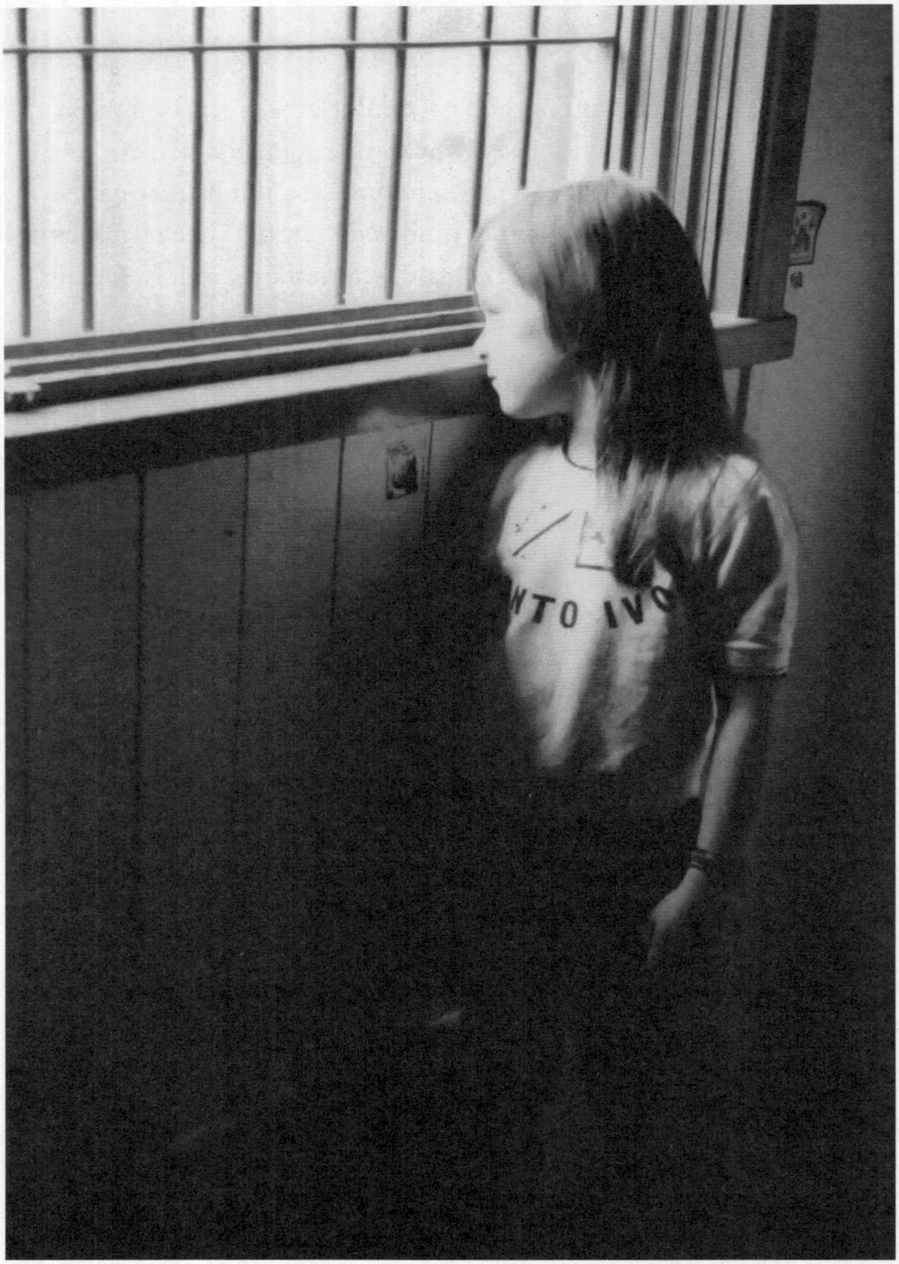

Com essa idade (6 anos), tenho a sensação
que começamos a ter mais consciência sobre nós mesmos,
e uma certa melancolia começa a surgir.
Lembro muito dessa Gabriela mais melancólica.
Acervo pessoal.

5

A inveja da filha da Rita Lee

Por falar em "retrovisor", quando olho por ele, para um passado distante, vejo que sempre existiu um desejo de seguir meu próprio caminho, do meu jeito, no meu tempo. E aqui me lembro da Rita Lee. Me lembro de seu humor, sua sagacidade, sua subversão e sua autenticidade. Santa Rita das mulheres livres para serem quem são! E lembrar da Rita me leva direto para *Top Model*, para os meus primeiros passos na carreira. Agora, enquanto escrevo, me dou conta de que ela se foi. E com ela o mundo perdeu um pedaço precioso de irreverência, de coragem, de visão, de doçura e do exagero como um gesto político, poético e profundamente humano:

> Ah, Rita! Que falta já faz pensar em um mundo sem você. Certeza de que fica mais sem graça. Mas que sorte a nossa você ter estado por aqui, deixando seu legado contestador e revolucionário. Desde sempre soube que a revolução está em ser exatamente o que se é. Muita luz para você, rainha!

P. S. — Você sempre me inspirou e já estava eternizada em uma passagem do livro que escrevo. Salve sua liberdade! Evoé, Rita!

(*Post* meu no Instagram após a partida
da Rita Lee, em 8 de maio de 2023)

O que tem que ser carrega sua própria força, mas *como* acontece pode fazer toda a diferença na narrativa. Era esperado que eu me tornasse atriz? Sim. Mas não planejei uma carreira, ela foi fluindo. O que existia era uma curiosidade artística desde sempre, um ímpeto, um olhar. Um sentimento de que brincar de estar na vida dos outros poderia me fazer feliz.

Entre 1988 e 1990 minha mãe emendou dois grandes trabalhos: *Vale Tudo* e *Rainha da Sucata*, respectivamente. Dois marcos da teledramaturgia, dois momentos intensos na vida dela e, claro, na minha vida e dos meus irmãos também. Eu tinha 14 anos, o André, 17, e o João, apenas 7. E foi assim que, em um desses movimentos que só a vida sabe fazer, saímos de São Paulo e nos mudamos para o Rio de Janeiro. A amada Zezé, nosso porto seguro, que cuidava de nós para nossa mãe trabalhar, veio junto.

Sempre gostei de novidade. Sou curiosa por natureza. Já tinha "rodinhas nos pés" desde essa época, então encarei a mudança para o Rio como mais uma aventura. Gosto de me aventurar. Sou um bichinho curioso e nunca fui de ter medo de sair por aí. Quando eu era pequena e passava as férias em Campinas, costumava dar umas "fugidinhas" de casa, e nem a famigerada lenda urbana do "homem do saco", apresentada a mim por minha avó paterna, Ruth — em uma tentativa claramente preventiva —, conseguia me segurar. Nessa fase, se deixassem um portão aberto, lá ia a "Minigabriela" andando livre por aí, explorando a vizinhança como se fosse um território inédito a ser descoberto. A verdade é que o desconhecido sempre me atraiu mais do que assustou.

Experimentei uma independência diferente quando moramos no Rio. Fui estudar no Colégio Veiga de Almeida, na Barra da Tijuca, e me tornei a melhor amiga da Renata Castro Barbosa. Estudávamos juntas, fazíamos teatro na escola e experimentávamos, entre nós, essa coisa de atuar. Desenvolvemos esse interesse uma com a outra. Renata ia à minha casa, e a gente colocava os vestidos da Viúva Porcina (personagem da minha mãe em *Roque Santeiro*, novela de 1985), tudo com muito brilho, saltos, paetês vermelhos, turbantes e laçarotes na cabeça, além de laranjas nos peitos para dar volume. Era uma diversão, a gente era tão livre!

Chorávamos de rir algumas vezes. Era uma disputa saudável, sem limites, de quem era a mais criativa. Renata vinha com uma proposta e eu precisava ultrapassar aquela loucura. E vice-versa. Ali eu me apaixonei ainda mais pela possibilidade de fazer de conta, de ser.

Renata era aquela amiga inseparável, simbiótica. Foi ela que me falou da Oficina de Atores da Globo e me convenceu de que precisávamos tentar fazer parte do grupo. O que acabamos conseguindo. Saíamos da escola, e o motorista dela, o seu Edir, nos levava. Minha mãe não tinha conhecimento da empreitada no início. Hoje penso que eu queria viver uma coisa por conta própria, uma escolha só minha. Foram quase seis meses assim. E isso me dava uma sensação boa, uma transgressão típica da adolescência.

Fizemos a primeira Oficina de Atores da Globo com o Carlos Wilson (o Damião). Em determinado momento, surgiu a possibilidade de fazermos um teste. E lá fomos, eu e a Renata, nervosas, com as mãos suadas e rezando. Era para uma novela diferente de tudo o que tinha sido feito até então, com um núcleo forte voltado para o público jovem, se chamaria *Top Model* (1989), com a Malu Mader como protagonista. Inacreditavelmente, passei no teste de primeira. Nunca imaginei que seria a pessoa certa, na hora certa. Passada a euforia, pensei: "E agora, como vou contar para os meus pais? Afinal, eles não fazem a menor ideia do que ando fazendo".

Até então, eu só havia estado nos *sets* ao fazer pequenas participações nos filmes *O cangaceiro trapalhão*, levada pela minha mãe, que também estava no elenco, e *O Trapalhão na arca de Noé*, ambas produções de 1983. Mas eu tinha apenas 9 anos... era tudo uma grande brincadeira. Aquilo não carregava ainda o peso de uma escolha, era mais um dia divertido ao lado da minha mãe e daqueles personagens que, para mim, pareciam saídos de um sonho. E em 1989, antes de *Top Model*, fiz também a minissérie *Colônia Cecília*, na Bandeirantes. Mas não guardo muitas lembranças desse trabalho.

Foi em *Top Model* que uma chave dentro de mim virou de verdade. Ali, ainda muito jovem, senti a responsabilidade, mas também o prazer, de me jogar inteira em uma personagem. Eu me entregava, e a câmera já não era mais uma visitante curiosa. Foi se tornando uma parceira, fui perdendo os medos e me deixando apaixonar por ela. Acho que ela também gostou de mim. Deu liga.

Eu vinha cultivando o desejo de me experimentar como atriz e desejava explorar isso de forma livre, intuitiva. Lembro que um ano antes de *Top Model* recebi um convite para uma participação em *Bebê a Bordo*, novela do Carlos Lombardi, e quis muito aceitar. Estava empolgada com a possibilidade. Quando cheguei em Campinas, onde meu pai morava, corri para contar. "Vou fazer uma participação na novela das sete!", anunciei, vibrando. Me sentindo. Mas a resposta veio seca, firme: "Não vai, não".

Chorei. Chorei de soluçar. Mas depois ele se sentou comigo, com toda a calma do mundo, e explicou que achava que não era o momento, que eu precisava estudar e teria muito tempo para embarcar nessa, se assim o quisesse. Ele foi testemunha do que a carreira na televisão poderia exigir de alguém e não desejava esse comprometimento para mim tão cedo.

Mas, após participar da Oficina de Atores e ser aprovada no teste para *Top Model*, eu estava decidida a começar a trabalhar. Mesmo aos 15 anos, seria mais difícil me segurar, afinal foi um trabalho pelo qual batalhei. E sempre defendi aquilo pelo que batalhei. E sempre defendi o que batalhei. No fim das contas, nem foi tão difícil assim convencê-los. Depois de uma conversa boa, eles acabaram não oferecendo maior resistência. Assinei contrato e faria meu primeiro papel na Globo. Sentia um frio bom na barriga e uma sensação de que aquele era meu lugar. Estava feliz, fazendo meu caminho.

A Renata passou em outro teste para fazer *Vale Tudo*, uma personagem também de um núcleo jovem, composto por ela, a Flávia Monteiro, o Marcelo Novaes e o Fábio Villaverde. Então, começamos esse processo de início de carreira juntas e muito animadas.

Em *Top Model* eu falaria na TV das coisas que experimentava na vida... não poderia ser melhor. Fiz a Olívia, filha de uma das ex-mulheres do Gaspar Kundera (Nuno Leal Maia), que foi acolhida por ele como filha. O personagem do Nuno era um surfista quarentão, gente boa, com um espírito leve. Gaspar tinha vários filhos, cada um com uma ex-mulher diferente. Uma configuração que, na época, já trazia um frescor, ares dos novos desenhos familiares.

Minha personagem tinha como irmãos na ficção a Jane (Carol Machado), o Elvis (Marcelo Faria), o Ringo (Henrique Farias) e o Lennon (Igor Lage). E ainda o Maradona, o cão da família, um labradoodle muito fofo. Zezé Polessa, em sua estreia na televisão, deu vida à Naná, uma espécie de *"Mary Poppins da praia"*, doce, divertida e mágica à sua maneira. Que sorte a minha poder começar com um elenco tão diverso e potente. Os bastidores eram os melhores. Raros, mesmo. Porque nem sempre a leveza anda de mãos dadas com o ritmo acelerado de uma novela. Mas ali era uma festa. Minha festa de estreia em novelas.

Esse trabalho mudou minha vida. Minhas versões de "boas moças" começariam ali. Acho que essa personagem acabou dando um pouco o tom de minha trajetória. A verdade é que não temos como saber disso... e se eu tivesse começado fazendo uma adolescente mau-caráter, um projeto de vilã? Até que ponto o início da sua carreira imprime uma marca dali por diante? Você precisa começar de alguma forma. Alguém diz "vai", e você vai. E pronto, ali começa uma história. Não temos controle algum sobre as vias que vão se abrir. A gente não escolhe a oferta, o tipo de papel que vem. A gente escolhe como honrará cada oportunidade. E eu sei que fiz isso. Fiz as melhores "boas moças" que consegui, e existem muitas delas por aí.

Tenho tanto carinho pela Olívia! Ela era uma adolescente sonhadora. Gosto de pensar que foi batizada com esse nome em homenagem à Olivia Newton-John (1948-2022), embora não fosse filha biológica do Gaspar e a novela não tenha estabelecido essa conexão na história. Mas o personagem do Nuno se cercava de filhos com nomes de grandes astros, então na minha imaginação minha Olívia também tinha um nome com essa inspiração.

A "Newton-John" ficou conhecida como uma espécie de atriz "com açúcar" desde a sua inesquecível Sandy, em *Grease* (1978). Mas nem ela, reconhecida por interpretar personagens doces e idealizadas, parecia gostar de ficar em uma "prateleira". Tanto que, ao longo da vida, experimentou outras versões, desafiando rótulos e expectativas. Devia saber, como tantas outras mulheres que se reinventam, que o lugar mais interessante raramente é aquele que nos reservam. Porque prateleira, convenhamos, é um lugar bom para livros, não para mulheres. O bom mesmo é pular fora delas.

Em *Top Model*, em determinado momento, o Antônio Calmon resolveu trazer as mães dos filhos do Gaspar para a história. Na vez da minha personagem, quiseram me fazer uma "surpresa" e convidaram a minha mãe para uma participação. Ela seria uma das ex-mulheres dele, Florinda, uma fotógrafa cheia de personalidade, que usava uma peruca diferentona. E assim foi. Ali começou nossa história contracenando juntas, sem o peso da expectativa, sem as comparações que viriam mais tarde. Era leve. Era o começo. Bem antes de *Por Amor* (1997), como todo mundo tem registrado na memória.

Claro que era bom, confortável, ter minha mãe na novela, mas confesso que fiquei com inveja da minha amiga Carol Machado. Eu era louca pela Rita Lee, e, quando soube que ela faria a mãe da Jane e do Lennon, feitos pela Carol e pelo Igor Lage, quis muito estar no lugar deles. Ah, gente, a minha mãe na trama já era minha mãe na vida, então qual era a graça? "Que inveja de ter uma mãe Rita Lee na novela!", eu pensava.

Na trama, a Belatrix, personagem da Rita, fazia "amor por telepatia" com o Saldanha, vivido pelo Evandro Mesquita. Enquanto a minha Olívia trocava seus primeiros beijos com Artur, feito pelo Jonas Torres. As cenas que deviam ser divertidas e gostosas para a Rita fazer eram um pouco tensas para mim. Eu tinha vergonha de beijar na televisão, por mais inocentes que as cenas fossem.

Na vida, já beijava desde os 13 anos. O primeiro beijo foi com R., que tinha 15. Foi esquisitíssimo. Fiquei a fim dele em uma excursão para a Disney, mas só nos beijamos na volta dessa viagem. Ele tinha um dente escuro na frente, um único dente mais escuro que os outros. E eu achava isso extremamente charmoso. Depois desse primeiro beijo nunca mais nos vimos. Mas esse beijo abriu as portas para experiências mais agradáveis, menos incômodas. É como transar: a primeira vez costuma ser estranha (a minha foi aos 17 anos, com um namoradinho da época), depois vai ficando mais prazeroso, melhor, terreno conhecido.

As experiências na vida e na arte sempre se misturaram de alguma forma para mim. Em *Top Model*, a escola da novela era a mesma em que eu estudava. Muitas vezes, eu saía do colégio de manhã e voltava à tarde para trabalhar. Na verdade, era como se eu nunca saísse de lá. E ao mesmo tempo era tão natural que fosse assim. Era natural que realidade e fantasia coexistissem na mais perfeita harmonia, que fluíssem uma de encontro à outra. Quando uma saísse de cena, já dava passagem para a outra. E eu "dançava" nesse jogo entre a vida e a ficção. Me dava muita alegria que fosse assim.

Por isso, quando lembro desse rostinho de Olívia que já tive, sinto um amor profundo por ela. Por toda a vida que viria a partir dela! Não perder esses "olhos de Olívia" para o mundo é um desafio. Acho que perder a gente até perde. Mas me agrada pensar que isso está lá, em algum lugar dentro de mim. E que pode ser um modo de acionar uma verdade quase primitiva para lidar com a vida. E a arte. Com o bônus da experiência que tenho hoje.

Fazer essa novela foi uma experiência muito forte. Por ser a primeira, e por ter virado um grande sucesso. Experimentei uma projeção grande do dia para a noite por conta do meu trabalho e descobri uma coisa muito cara na profissão: a resposta do público. Com *Top Model*, foi uma avalanche...

Eu sabia, claro, intuitivamente, que essa novela estava fazendo história. Os adolescentes ficavam enlouquecidos porque era uma das primeiras produções da casa voltada para esse público. Colocavam até cordão de isolamento onde gravávamos, na Praia da Macumba, na zona oeste do Rio de Janeiro, porque o *set* começou a virar ponto turístico.

Era o início de tudo, e eu já trabalhando com aquela galera que admirava. Era tipo um portal: eu atravessava uma fronteira e ia contracenar com a Malu Mader, com o Taumaturgo Ferreira, com o Evandro Mesquita, com o Cecil Thiré, com a Jaqueline Lawrence, com a Maria Zilda. Eles já eram referências fortes para mim. A esta altura eu estava com 16 anos e nunca mais fui uma adolescente comum.

Agora, lembrando, me peguei numa curiosidade dessa época. Antes de a novela começar, foi divulgado um concurso no *Domingão do Faustão* que renderia uma participação na trama. (A disputa final ficou entre mim, Adriana Esteves e Flávia Alessandra.)

Essa proposta do concurso mais pareceu um tipo de divulgação da novela, já que antes disso eu e a Adriana já havíamos feito testes para integrar o elenco e sido aprovadas. Mas embarcamos na ideia; afinal, em termos de marketing, aquilo devia ser importante. Bom, no dia da final do tal concurso, caiu um pé d'água no Rio de Janeiro, e as coisas não saíram conforme planejadas.

Eu e Adriana estávamos na Barra da Tijuca, onde morávamos, inclusive na mesma rua, e o estúdio do Faustão ficava no Teatro Fênix, no Jardim Botânico. O acesso da Barra ao Jardim Botânico inundou, e não conseguimos chegar. Só a Flávia chegou, já que morava na Zona Sul, sendo declarada a vencedora do concurso. Então, ela também acabou fazendo *Top Model.*

O curioso é que nunca saberemos o que teria acontecido se as três estivessem presentes naquele auditório. Não muda nada, mas é interessante descortinar um pouco esse mundo fantasioso da TV. No meio do caminho da final daquele concurso, caiu um temporal que fez essa história ser contada de uma forma diferente. Talvez... até como deveria ser. O acaso quis assim.

Algumas expectativas também vieram junto desse primeiro trabalho de sucesso. Para onde eu seguiria agora? A maré estava boa, então a continuidade seria um caminho natural. Mas não foi. Depois de *Top Model,* dei um tempo. Precisava terminar o colégio e sentia que deveria estar pronta para a atriz que estava acontecendo. Fui buscar o teatro. Desejava me aprimorar para encontrar melhor as próximas personagens. Eu sabia que era necessário estudar mais, e essa decisão fez a minha história ser escrita exatamente como tinha que ser.

6

O pé na bunda do Antunes Filho e o convite de Bia Lessa

Senti uma falta tremenda de me aprofundar naquilo que eu já fazia tão organicamente, que já era parte de mim: ser atriz. Então, fiquei em cartaz com *Namoro* (1991), do Roberto Lage, uma comédia também voltada para as descobertas de meninas na adolescência. Depois tratei de concluir os estudos, porque o ritmo de uma carreira exigia muito, e tenho um pai, que não é ator, que sempre me cobrou esse respaldo de um estudo formal.

Entre *Namoro* e o megassucesso do espetáculo *Confissões de adolescente* (1994-1995), busquei aprimorar meu repertório como atriz e fui fazer aulas com o Antunes Filho (1929-2019). Estava com 18 anos e não pretendia cursar uma faculdade, intuía que o teatro e todo o saber que o envolvia, todas as leituras, toda a vivência, todos os mestres, me formariam. E dali por diante levei isso a sério.

Até cheguei a experimentar uma vida universitária por um período, queria me entender naquela estrutura. Não exatamente como aluna, mas como "ouvinte" e sem nenhum farol em mim. Nessa época, eu tinha uma amiga que fazia Psicologia na FAAP* e frequentei algumas aulas com ela. Foram poucas, mas vivi esse período intensamente, da sala de aula ao barzinho. Uma delícia a vida universitária...

Eu tinha uma curiosidade para entender como era aquela rotina. Mas acabei não me interessando por uma formação acadêmica, então fui em busca de processos que me dessem solidez. Foi assim que procurei o Antunes Filho no CPT (Centro de Pesquisa Teatral) em 1993 e consegui entrar para o grupo. A residência artística ficava no Sesc Consolação, em São Paulo, e nessa época eu morava em Alphaville**. A distância era de aproximadamente uma hora, e eu fazia esse trajeto diariamente, pegando a rodovia Castello Branco. Apesar do longo caminho de ida e volta, eu ia feliz. O Antunes formou muitas gerações de atores antes de mim, então eu queria muito aprender, experimentar e ser guiada por ele.

Foi a experiência mais *punk* em processo e mais extraordinária desse início de percurso. Por tudo que implicou. Por ele ser um gênio, muito louco, e, ao mesmo tempo, por ser muito difícil, muito duro, muito cruel, mas também ser o facilitador da minha entrada em um mundo novo, me apresentando a exercícios fundamentais e a uma bibliografia fantástica. Desde as tragédias gregas até *A arte da guerra* (de Sun Tzu), passando por obras asiáticas como *A arte cavaleiresca do arqueiro zen*, chegando a livros de neurociência. Imagina, aos 18 anos, estudando neurociência, os asiáticos, as tragédias, as obras de Nelson Rodrigues? Uma avalanche deliciosa de conhecimento! Falo do Antunes no presente porque não dá para imaginar diferente. Ele permanece. O legado do CPT permanece.

....

* Fundação Armando Alvares Penteado, instituição de ensino superior privado situada em Higienópolis, na cidade de São Paulo (SP).

** Bairro de condomínios de alto padrão na cidade de Barueri e Santana de Parnaíba (SP).

Tenho na memória que, quando entrei no grupo, o Luís Melo, que se formou lá, estava em processo de saída do CPT após um período longo trabalhando com o Antunes, para fazer novela na Globo. O Antunes não curtia televisão. O cara dedicou a vida à investigação e às experimentações no teatro, foram seis décadas nessa imersão. Para ele, o ator na TV trabalhava o instantâneo, o fugaz, não tinha processo e profundidade. Com Antunes o trabalho era pensado, lapidado, no corpo, na voz, na respiração, no equilíbrio, no abismo onipresente. Antunes desdenhava da televisão e se referia a ela como um eletrodoméstico.

Apesar de toda a grandeza artística que vivi ao aprimorar minhas ferramentas no CPT, que foi a parte do sonho como atriz, a experiência também teve o lado da dor. Acabei virando uma espécie de "bode expiatório" naquele grupo, porque, entre outras coisas, toda vez que Antunes citava a televisão, dizendo como o trabalho ali era raso, ele dizia: "Pois é, tem gente que entra pela porta da frente e alguns pela de trás". E me olhava. E todos me olhavam. Me constrangia ser exposta como um exemplo pejorativo naquele contexto? Muito. Porque ali eu era mais uma aprendiz, como todos os outros, mas nessas horas aquela "etiqueta" colada em mim me irritava. Era quando eu desejava ser só a Gabriela. Mesmo assim fui em frente. Queria muito ter essa experiência.

Até porque, por outro lado, essa vivência foi mola propulsora de mais um passo óbvio na construção de minha identidade. Aquilo que o Antunes falava não era sobre mim. Depois entendi que era algo maior. Era uma provocação para mim, para os outros atores, para o Luís Melo, para a minha mãe, que nem ali estava, e que ele respeitava muito; era um alerta para que a gente não se perdesse pelo caminho. A bronca do Antunes era com o veículo que "abduzia" os atores com essa promessa de fama, dinheiro, *status* ou algo do tipo, que para muitos se interpunha ao ofício.

Tudo isso foi importante no meu crescimento; ser ator é muito sobre se entregar à vulnerabilidade. Mas confesso que custei a digerir comparações que novamente se instalavam ali, por intermédio de uma pessoa que eu admirava tanto artisticamente, e falava comigo muitas vezes se referindo nitidamente a outra, à minha mãe, com 30 anos de carreira a mais do que eu na época. Hoje vejo que poucos processos não tocaram nessa questão da identidade para mim.

Apesar disso, valeu muito a pena. Antunes era genial e foi minha base artística. Comecei a formação em um lugar muito sólido. Ele me orientou a construir os alicerces, inclusive para as minhas buscas futuras. "Você nunca vai ser um bom ator se antes não for um bom ser humano", ele repetia como um mantra. Acredito muito nisso. E dizia também que um bom ator se conhece bem, na lupa. Em um processo contínuo e perseverante. Doa o que doer. E dói. Mas a gente supera e amadurece. Vai em frente.

A verdade é que nunca mais tive um mestre que me iluminasse daquela forma, e nunca me senti tão munida de conhecimento. Fazíamos exercícios que carrego no meu repertório até hoje. Um deles, o do "desequilíbrio", tinha o poder de me trazer de volta à Terra depois do tempo que passava no carro até chegar ao CPT. Esse exercício era individual e tinha como objetivo impedir que a mente desse ordens ao corpo, permitindo que ele próprio respondesse aos seus estímulos naturais.

Era nesse lugar de vulnerabilidade que a percepção se expandia, que o corpo encontrava novas formas de se mover e de dizer o que as palavras não alcançavam. Ele nos lembrava de que não se sai do trânsito, nem da vida, direto para uma sala de ensaio achando que vai simplesmente "incorporar". Era preciso disponibilizar o corpo e a voz como canais abertos de expressão para que a personagem pudesse chegar. Ali começou um profundo conhecimento do meu instrumento. Obrigada, Antunes!

Depois vivi outras experimentações através do Yoshi Oida; da Juliana Carneiro da Cunha, com o Théâtre du Soleil, quando ela ministrava cursos no Brasil; e também do Gerald Thomas, em um dos seus *workshops*. Anos mais tarde, quando morei em Nova Iorque com a família, fiz uma imersão no rigoroso Método Suzuki* e na Técnica Alexander**, sempre com o objetivo de explorar melhor minhas possibilidades como atriz. Acredito que as personagens nascem de dentro para fora. Você provoca essa vida que não é sua, e ela se torna visível pela expansão e pela projeção de seu repertório físico.

Quando as oportunidades me eram apresentadas, eu as agarrava e pensava: "Agora preciso me jogar na questão da formação, porque senão vai dar ruim. Porque eu já entendi o peso da responsabilidade que tenho, já entendi que essa é a carreira que quero seguir". Elaborei cedo que precisava buscar o tipo de atriz que desejava ser, uma que atingisse um lugar de humanidade extrema, porque essa é a ponte que traz o público para dentro do jogo. Investigar me interessa como ser humano, e na verdade eu sempre quis ser mais do que uma atriz de novela. Eu sempre quis ser mais do que uma atriz de novela filha de alguém. Estava suando para construir minha identidade artística também. Quantas identidades nos formam? A de filha, a de mãe, a de mulher, a de artista, a de cidadã. Todas convivem, nem sempre em harmonia, mas com-

* No teatro, o método de Tadashi Suzuki busca aprimorar a atuação por meio da conscientização corporal, concentração e conexão com o ambiente.

** A Técnica Alexander é um método de reeducação do movimento e da postura com o objetivo de melhorar a coordenação, o equilíbrio e a liberdade de movimento, reduzindo a tensão desnecessária no corpo; a técnica enfatiza a importância de tomar consciência de como o corpo se move e se comporta em diferentes situações.

pondo quem somos. O desafio é não deixar que uma se sobreponha e apague a outra. Construir uma identidade artística não pode significar perder a identidade pessoal. Assim como se preservar como pessoa não deve impedir o risco e a ousadia que a arte exige. A verdade é que estamos sempre em trânsito entre essas muitas versões. Talvez o grande aprendizado esteja justamente em não escolher apenas uma, mas em reconhecer que cada identidade é um pedaço indispensável daquilo que chamamos "eu".

Mas voltemos ao CPT. Eu tinha 18 anos, estava focada em aprender com o Antunes Filho, mesmo que ele achasse que para alguém que veio da TV, e ainda faria muito o veículo, eu não precisasse estar ali. A verdade é que batalhei para estar ali e permaneci no CPT o quanto foi possível.

Recordo que estávamos no processo para a montagem de *A casa de Bernarda Alba* (Federico García Lorca) quando o Antunes abandonou a ideia e escolheu o espetáculo *Vereda da salvação* (Jorge Andrade). Seria sua segunda montagem desse texto. Quando vi a nova proposta cênica se desenhar, compreendi rapidamente que eu não estava dentro, não teria papel para mim. Já estava havia mais de um ano com o grupo, e o Antunes me mandou embora. Foi meu primeiro pé na bunda.

Foi também a primeira vez que me senti fracassada. Lembro que desci as escadas do CPT arrasada. E, enquanto subia a rua Doutor Vila Nova em direção ao meu carro para ir embora, cruzei com a Bia Lessa descendo. Ela estava em cartaz no teatro do Sesc Consolação com uma montagem de *Viagem ao centro da Terra*,* do Júlio Verne, protagonizada pela Cláudia Abreu e pela Beth Goffman.

* A obra de Júlio Verne narra a expedição do professor Lidenbrock e seu sobrinho Axel rumo ao centro do planeta, enfrentando desafios naturais e descobertas incríveis nas profundezas da Terra.

Eu ainda estava aos prantos quando a Bia se aproximou, e lhe contei que o Antunes tinha acabado de me mandar embora. Ela perguntou o que eu estava fazendo, se estava trabalhando. Achei graça e respondi: "A partir de agora, estou livre". Então, ela quis saber se podia me ligar para conversarmos e, dois dias depois, realmente ligou.

Bia me convidou para ir a dois festivais na Alemanha, com o elenco de *Orlando** e de *Viagem ao centro da Terra*. Era uma supeparticipação em dois projetos importantes. Eu simplesmente fui. Ficamos três meses na Europa com os espetáculos. Em Munique, apresentamos *Orlando*, e em Hamburgo, *Viagem ao centro da Terra*. A Cacau (Cláudia Abreu), que também fazia *Orlando*, não conseguiu ir, então entrei para fazer a mesma personagem, a Crush.

Sobre o trabalho com a Bia Lessa, é importante dizer que ela é uma diretora que exige de você, mas te dá autonomia e te impulsiona a buscar sua assinatura. É extremamente criativa, com um estilo que chama a atenção pela estética refinada e global. Em função disso, sempre foi convidada para participar de festivais no mundo todo.

Eu me entreguei ao processo e àquela aventura artística. Entre os festivais de Hamburgo e Munique havia um intervalo de um mês, e, para não voltarmos ao Brasil, permanecemos na Europa, morando esse período em Praga, na época ainda Checoslováquia.

Também gravamos uma série chamada *Cartas a Felice*, baseada no livro que reúne algumas das cartas de Franz Kafka para Felice Bauer de 1912 a 1917, comigo, o Emiliano Queiroz, o Otávio Muller e o Mauricio Branco, que virou um amigo inseparável.

---

* A peça de teatro é inspirada no romance homônimo de Virginia Woolf. A obra explora a jornada de Orlando ao longo de séculos: o personagem nasce homem e, ao longo da história, torna-se mulher, passando por diversas experiências em diferentes períodos históricos.

Na parte técnica também estava o Mauro Lima, que se tornou diretor alguns anos depois. Foi uma deliciosa experiência de companhia, morávamos todos juntos em dois apartamentos diferentes.

O Muro de Berlim havia caído anos antes, em 1989. Esse foi um dos acontecimentos que marcou a decadência do bloco socialista que existia no Leste Europeu. Em Praga, que ainda era comunista, não tinha nada nas prateleiras das lojas e dos supermercados. Havia uma escassez no ar, era um lugar que tentava se recolocar no mundo. E eu ali ia me descobrindo como ser humano, como artista. Vi isso tudo de perto aos 19 anos.

Já pensou como um "pé na bunda" pode te empurrar para frente? A vida estava sendo muito generosa comigo, o mundo estava se abrindo diante de mim. Com a Bia Lessa também vivi minha primeira experiência nua no teatro. "Ainda bem que estou na Europa e ninguém me conhece", pensei. Em *Orlando*, em determinado momento, eu surgia na boca de cena totalmente nua e entrava em uma banheira. Fazia a cena inteira dentro dessa banheira.

Nessa época, eu namorava uma pessoa que morava nos Estados Unidos, e nos encontramos um período em Amsterdã, na Holanda. Foi paixão pura. Na ocasião, também fumei maconha naqueles *pubs* que são atrações turísticas. Era uma liberdade previsível e deliciosa de viver. Fumei poucas vezes, as drogas não ficaram na minha vida, não curto, mas a liberdade permanece sendo um dos meus maiores valores.

A experiência com a Bia Lessa e toda essa trupe, além das ambiências, me permitiram sentir uma alegria íntima de continuar em meu caminho. E consegui ver também outras estradas já iluminadas, antes mesmo de andar sobre elas. Me vi pertencendo. Quando escrevo agora, revisito quase mediunicamente essa que já fui. Refaço essa trajetória para renascer no agora. E para um dia me reconhecer lá na frente. Afinal, o que é um livro senão um documento para a posteridade?

7

"Confissões" ou vida de popstar

VOLTEI DA VIAGEM COM A BIA Lessa e um tempo depois recebi o convite para fazer o espetáculo *Confissões de adolescente*. O ano era 1994 e eu já estava com 20 anos. Quem me indicou foi a Carol Machado, que era do elenco original com a Ingrid Guimarães, a Maria Mariana e a Patrícia Perrone. Entrei no lugar da Mari, e Bebel Lobo no lugar da Patrícia. Essa peça foi muito mais que um trabalho.

Vivi intensamente com as meninas muitas descobertas dessa época da vida, éramos como uma família. Não sei como o Fernando Gomes, o produtor, não enlouquecia com a gente. Já com o Domingos de Oliveira (1936-2019), que nos dirigiu, tive pouca convivência, foram ensaios muito rápidos. Mas é aquela história, valeu muito a pena "subir no alto da montanha" para pegar sua sabedoria, sua verve amorosa e sensível.

De cara fui convidada a viajar com o elenco para assistir à Mari em cena e "pegar" o espetáculo. Elas estavam fazendo a peça em algumas cidades do interior de São Paulo, e a produção me convocou para acompanhar as apresentações em Catanduva. Fui, já que teria pouquíssimo tempo de ensaio até a minha estreia.

Acompanhei as sessões com as meninas e voltei de carro para São Paulo. O elenco e a equipe retornaram de van para o Rio de Janeiro. No trecho da estrada na altura de Registro, o eixo da roda quebrou, a van capotou e caiu em um rio. Foi um susto grande, todos se machucaram. Com isso, a peça precisou parar e tivemos que aguardar três meses para retomarmos as apresentações.

Estreei em Goiânia, em novembro de 1994, depois fomos para Brasília e seguimos em turnê pelo país. É muito louco entrar em um projeto e já experimentar um sucesso estrondoso. Éramos as *popstars* do teatro no momento. Viajei pelo Brasil, vivendo dentro de ônibus e de hotéis com atrizes que são minhas amigas até hoje. É uma amizade que perdura por gerações. Isso é muito lindo, são amigas que o teatro me deu.

Foi nessa época que eu e a Ingrid ficamos muito próximas. E até hoje podemos permanecer o tempo que for sem nos vermos que a distância não pesa em nossa intimidade. Fomos companheiras de muitas aventuras, adoramos viajar juntas e depois de cada encontro sempre temos muitas histórias para contar. Ela diz que tenho cara de "princesa da Disney", mas sou uma ariana daquelas. E sou mesmo, raiz. Encaro o que vier. Eu e Ingrid nos conhecemos em uma fase de transição para a vida adulta, dividimos muito disso. E hoje compartilhamos as perdas e os ganhos da maturidade. São algumas, poucas e boas amigas que embarcam e seguem com a gente pelas estações importantes da vida. Ingrid é uma dessas.

A peça era um "oceano" de possibilidades para a nossa criatividade, e tudo muito misturado às nossas vivências. *Confissões* era muito próxima de nós, do que experimentávamos como jovens na época. A Maria Mariana escreveu o texto com base em seus diários, contando a história de quatro meninas por meio de esquetes e mostrando seus cotidianos, suas experiências e seus conflitos comuns. E nós, do elenco, também contribuíamos dramatizando momentos de nossas vidas. Era um processo muito orgânico e coletivo.

Em um período, ficamos em cartaz no Teatro da Lagoa, no Rio de Janeiro, pela décima vez, eu acho. Fizemos várias temporadas no Rio, mas sempre acabávamos voltando, porque existia uma megademanda. As pessoas assistiam, divulgavam, voltavam, o público era enorme. Os "seguidores" da época.

Nessa nova temporada no Teatro da Lagoa, o Luiz Fernando Carvalho foi assistir algumas vezes ao espetáculo e, em uma dela, me esperou no final e contou que ia dirigir o *remake* de *Irmãos Coragem* (1995), me convidando para viver a Ritinha. Pensei imediatamente no tamanho da encrenca. A primeira versão havia sido um grande sucesso em 1970, e eu faria o mesmo papel que a minha mãe, 25 anos depois. Cilada ou sorte? Até hoje não sei dizer.

Além do óbvio, o que mais me impediria? Será que o sarrafo estava realmente alto, ou era, mais uma vez, o fator identidade apitando? De qualquer forma, eu não estava em posição de negar. Era um belo convite e eu precisava voltar à TV se quisesse que essa parceria se solidificasse. E assim foi: no final de *Irmãos Coragem* me tornei atriz contratada da TV Globo e permaneci na emissora por mais de três décadas.

"A Vida como Ela É..."

Depois dessa novela, em 1996, fiz dois episódios de *A Vida como Ela É...*, para o *Fantástico*, série dirigida pelo Daniel Filho e pela

Denise Saraceni e baseada na famosa coluna do Nelson Rodrigues, publicada no jornal *Última Hora* entre 1951 e 1961.

Sabendo que em um dos episódios eu tinha uma cena em que mostrava os seios, minha mãe sugeriu que fôssemos para um pedaço da praiana orla entre a Barra da Tijuca e o Recreio, em um dia menos movimentado, para eu fazer *topless* e me bronzear um pouco, tentar amenizar a marca do biquíni, afinal era uma produção de época. Estava tudo tranquilo, conforme o previsto em um dia do meio da semana, até que de repente começamos a ouvir alguém chamando por Regina. Eram fãs que a reconheceram e se aproximavam. Minha mãe correu e me cobriu com uma canga, interrompendo o bronzeamento que nem havia começado ainda. Abortei a ideia por conta da possível exposição, não por grilo com o corpo.

Nunca tive muitas questões nesse quesito. Sempre me preocupei com a saúde, e o resto era consequência. Cheguei aos 51 anos com mais leveza em relação a isso. Aliás, em relação a tudo. Quando essa leveza não vem, eu a convoco, vou lá buscar, nem que seja na marra. Não me permito sofrer tanto mais. Por nada. Se o sofrimento é inevitável, ok, mas se não, remo na contramão disso com força.

Um breve final de capítulo: Nova Iorque

Com o término de *Irmãos Coragem*, o plano era morar em Nova Iorque durante um ano para estudar interpretação no Lee Strasberg Theatre and Film Institute. Viajei em 14 de abril de 1996, um dia antes do meu aniversário de 22 anos, e já cheguei nessa aventura celebrando a vida.

Foi minha primeira vez morando sozinha, e tive de aprender a me virar. O que ninguém conta sobre uma experiência assim é que a solidão afeta e contagia na mesma medida que o entusiasmo. Cheguei a receber algumas visitas, mas de resto era eu comigo mesma. Isso me fez amadurecer muito, mesmo em um curto espaço de tempo.

Localizado no número 115 da 15th Street entre a Union Square East e a Irving Place, no bairro de Manhattan, em Nova Iorque, ficava o Lee Strasberg, dentro de um prédio grande de tijolinhos e janelas brancas, onde eu passava boas horas do dia treinando, estudando, trocando com professores e atores do mundo todo. Eram aulas práticas e teóricas, e contávamos, inclusive, com uma fonoaudióloga que nos acompanhava visando melhorar a pronúncia do inglês. Muitos atores estrangeiros não se interessavam por esse auxílio, porque não desejavam trabalhar internacionalmente; na verdade, nem eu, mas me atraía pelo que era oferecido no "cardápio" do curso. Queria experimentar de tudo!

Foram oito meses de imersão total. Cheguei a participar de uma audição para uma propaganda e fui aprovada, então deu para fazer uma graninha. Até que fui convidada para fazer um longa no Brasil com a Suzana Amaral, *O caso Morel*. Fiquei tentada e voltei para fazer o filme, mas durante a pré-produção a Suzana saiu do projeto e o andamento do filme foi ficando truncado, a equipe foi mudando e resolvi pular fora.

Como já estava por aqui, a Globo me chamou para fazer *A Indomada* (1997) e me ofereceu o papel da Grampola, uma menina tímida que era deixada pela família em um prostíbulo e se apaixonava pelo Emanoel, personagem inesquecível feito pelo Selton Mello.

Esse convite me fez adiar a conclusão do meu curso em Nova Iorque. Eu queria trabalhar, colocar em prática o que vinha aprendendo, fazendo uma personagem que tinha tudo para conquistar o público, em uma novela do Aguinaldo Silva e do Ricardo Linhares.

Eu aguardava a emissora me dar mais informações sobre o começo das gravações até que o Paulo Ubiratan me ligou e disse: "Você não vai mais fazer *A Indomada*, estamos pensando em você para outra coisa". Eu, na minha juventude, com a minha impulsividade, fiquei desolada, afinal tinha permanecido no Brasil para trabalhar. Quem acabou fazendo lindamente a Grampola foi a Karla Muga, e eu fiquei aguardando as coordenadas da Globo por aqui.

Depois do contato para dizer que eu estava fora desse trabalho, o Paulo me deixou sem saber o que rolaria por algum tempo. Fiquei no Brasil, e meu curso lá em Nova Iorque em suspensão, mas eu não tinha o que fazer senão esperar. Um pouco mais de um mês depois, ele me ligou dizendo que eu protagonizaria *Por Amor* (1997) com a minha mãe.

8

Por amor, os laços de família

LEMBRO DE POUCA COISA DA ÉPOCA em que meus pais se separaram. Tenho na memória a casa em que morávamos, no Alto da Lapa, em São Paulo. Nela havia um quintal enorme, cheio de árvores. Mas não lembro dos meus pais juntos nessa casa, era muito pequena quando o casamento deles acabou.

Tenho uns fragmentos de memórias de quando meu pai foi embora. Acho que foi ali que comecei a me sentir pressionada a mostrar que eu era uma boa filha. Na prática, não me cobravam nada disso exatamente, mas era como me batia internamente. Depois da separação, ele voltou para Campinas, e toda vez que ligava eu tinha que parar o que estivesse fazendo para atendê-lo. Criança não gosta dessas coisas, eu me sentia obrigada, mas ia falar. Não era que eu não amasse o meu pai e não sentisse falta dele, mas esse movimento de cobrança, de "você precisa falar, é seu pai, diz isso, diz aquilo", me trazia junto um sentimento de culpa, já que muitas vezes não era o que eu estava com vontade de fazer.

Acho que essa conversa ao telefone era realidade demais para minha cabecinha de criança. Era constatar que meu pai não estava mais ali ao alcance, que eu não podia conversar com ele ao vivo sempre que desejasse.

De 4 anos em diante, tenho ainda uma recordação de uma dor de ouvido insistente, que pintava vez por outra. Era uma dor difícil de compreender para uma criança tão pequena, e, talvez por isso, marcante. Sempre achei que memórias assim, tão precoces, ficam registradas. E acabam deixando algum ensinamento.

A dor transformava o mundo ao meu redor. O dia podia estar ensolarado, mas para mim tudo se tornava cinza, sem graça, sem vida. Era como se o colorido do mundo fosse apagado e eu ficasse isolada dentro daquele desconforto. Hoje percebo que essa experiência me ensinou, mesmo tão cedo, que às vezes o dia realmente fica nublado, mas, cedo ou tarde, o sol volta a aparecer. A vida é muito disso também: uma sucessão de dias claros e escuros, e de outros no meio do caminho.

Demorou para descobrirem o que eu tinha, e o tratamento foi longo. Quando estava com essa dor, eu mergulhava no meu próprio mundo. Lembro-me de enxergar tudo em preto e branco, como se a realidade perdesse a vibração. Hoje entendo que foi um aprendizado duro, mas que ajudou a moldar meu olhar: a certeza de que até a dor mais teimosa, um dia, se dissolve.

Tempos depois, o que ficaram foram as memórias do meu pai buscando a mim e ao André para irmos ficar com ele em Campinas. Eram viagens divertidas, mesmo no início da separação, quando ele não conseguia esconder que não estava muito bem. A gente cantava no carro e contava histórias, era prazeroso. Isso acontecia de 15 em 15 dias, às sextas-feiras após a escola, e nosso pai trazia a gente de volta no domingo depois da exibição de *Os Trapalhões* na TV.

Na época, eu estudava em uma escola de bairro, no Alto da Lapa, o Colégio Santo Ivo. Eu ia a pé, porque era muito perto de casa. A Zezé me levava, e às vezes minha mãe me buscava, quando podia. Eu morria de vergonha dela com aqueles saiões, meio riponga, de chinelos, indo me pegar. As mães das minhas amigas eram mais "normais". Fato é que, quando minha mãe dizia que ia me buscar, eu já deixava na véspera seu "figurino" separado em cima da cama. E costumava escolher um *tailleur*, um estilo bem dondoca. Ela dá risada lembrando disso até hoje.

Da infância também ficaram umas ausências marcadas, em eventos de família no colégio, em que os pais dos meus amigos estavam, e, quanto aos meus, muitas vezes a presença era uma incógnita. Nessas ocasiões, minha ansiedade aumentava, porque no caso da minha mãe, por exemplo, ela estar ou não dependia sempre de um roteiro de gravação. A vida do meu pai era mais previsível nesse sentido, então normalmente ele comparecia. Quando os dois estavam ausentes, quem fazia as vezes de membro da família nessas ocasiões era a dona Conceição, a diretora da escola. E vez por outra a secretária dela, a "tia Cecilia".

Hoje vejo isso com a compreensão de uma mulher adulta que conseguiu juntar todas as "pecinhas" que foram necessárias para seguir em frente, para criar um corpo ideológico saudável. Mas na época não era fácil, eu via os pais dos colegas presentes e existia uma falta de entendimento, por isso muitas vezes ficava arrasada. É difícil para uma criança entender as ausências quando só sabe querer as presenças.

Mas tive uma infância boa. Confiava nas pessoas ao meu redor, e nenhuma delas estava ali para ocupar o lugar dos meus pais. Supriam espaços afetivos naquele momento a Zezé e as minhas avós, tanto a avó materna, Dulce, quanto a avó paterna, Ruth, que morava em Campinas. Essas mulheres incríveis foram me abastecendo de amor e presença. E eu tinha muitos primos, brincávamos o tempo todo, foi uma infância pungente, perto da natureza. Então, a falta que as faltas fazem não foram uma grande questão na minha primeira infância.

No dia a dia, a presença, da hora em que eu acordava até a que dormia, era a da Zezé. Ela não era só uma presença física, mas atuante. Minha mãe confiava muito nela, e Zezé fazia a função executiva. Eu estava no auge da minha construção básica, e ela foi elemento fundamental para que eu fosse a criança feliz e tranquila que fui. Eu recebia esse amparo direto da Zezé, das minhas avós, do meu pai, mas sabia que por trás, coordenando tudo, sabendo de tudo, estava a minha mãe. E isso me deixava segura.

Tem outra coisa que me ocorre da infância agora e que talvez "Freud explique". Só larguei a chupeta aos 8 anos. Joguei a dita cuja mil vezes no telhado, mas à noite ela tinha de estar lá para que eu dormisse. E não adiantava o quanto de psicologia minha mãe usasse comigo, a Zezé ou quem quer que seja. Não à toa, em inglês chupeta se chama "*pacifier*". Ela realmente acalmava minha ansiedade infantil. Tive muita dificuldade de abandonar a chupeta e larguei por vergonha, na marra mesmo.

Minha mãe passava muito tempo no Rio de Janeiro gravando. Hoje nem sei se era tanto tempo assim, mas, para uma criança, parecia. Lembro que em 1980 eu tinha 6 anos, e ela fazia *Malu Mulher*, gravando insanamente. Queria vê-la na TV, o que não era para a minha idade, mas eu assistia escondida.

Para mim a coisa se misturava muito. Quando eu ouvia o início da música da abertura "Começar de novo...", morria de saudades. O sofrimento dela na série era o meu, e eu ainda não conseguia separar muito a Regina da Malu Mulher.

As pessoas me perguntaram mais tarde se eu tinha ciúme da Narjara Turetta, que fazia a filha dela na série. Eu morria de ciúme da Narjara, ela era uma adolescente, e eu, uma criança. Mas quando a via pessoalmente a sensação era a de que era uma irmã mais velha, eu adorava. Nas minhas crises de ciúme, minha mãe dizia: "Gab, no meu trabalho eu tenho outra filha, mas você é minha única filha, você é única para sua mãe". O tempo foi se encarregando do entendimento.

"Como é ser filha da Regina Duarte?", quiseram saber desde cedo. Não sei, é minha mãe, a que eu tenho. Como é ser filho ou filha da sua mãe? Você já parou para pensar nisso? Claro que a curiosidade das pessoas era a respeito da grande referência que ela sempre foi, mas para mim era apenas a minha mãe. Então, eu era uma criança que sentia falta, ciúme da mãe, como tantas outras.

Há pouco tempo, reencontrei um quadro com uma fotografia de uma das campanhas do *Criança Esperança* de que participei. Nele, eu segurava uma menininha no colo. A Manu, minha filha, veio me dizer que quando era menor morria de ciúme dessa criança da fotografia, imaginava coisas, imaginava que eu queria ser mãe daquela menina. Revivo muitas situações que experimentei como filha agora com os meus filhos. São outras histórias, outros contextos, mas com muito em comum.

Quando mais nova, eu não tinha consciência de que o trabalho da minha mãe exigia tanto dela. Obviamente só fui ter essa noção quando me tornei atriz e senti na pele as demandas da profissão, buscando equalizar isso com a maternidade. Escolhi não trabalhar tanto, por exemplo. Mas essas são escolhas muito individuais e devem ser respeitadas sempre.

Cresci de forma mais independente, e isso moldou minha essência de maneira positiva. Não temo a solitude, gosto da minha própria companhia. Tenho as minhas carências, como todo mundo, mas nunca fui uma dependente contumaz de ninguém. Talvez por isso também a minha adolescência fluiu sem grandes estragos. Porque eu tinha de estar muito presente na minha própria vida desde sempre, lidando com todas as questões. Aprendi a me virar. E, no fim das contas, foi bom.

Uma relação entre mãe e filha é sempre delicada, inclui o espelhar, inclui as diferenças. No meu caso, inclui também as semelhanças físicas, a escolha da mesma profissão, os trabalhos que fizemos juntas. E essa minha incansável busca por entender qual o meu lugar nessa relação, algo muito comum entre pais e filhos que escolhem caminhos profissionais parecidos.

Mas é uma relação recheada de muito amor, cumplicidade, compreensão, gratidão, orgulho e apoio. Nos momentos em que precisei, ela estava lá. Em alguns, ela não pôde estar. Em outros, ela podia, mas fez outras escolhas, o que não foi fácil, mas tive de respeitar.

Vou exemplificar. Quando minha filha nasceu, minha mãe estava no meio de uma novela, a última que fez do Manoel Carlos, *Páginas da Vida* (2006), vivendo sua terceira Helena, que, por coincidência, era uma obstetra. Ela não mediu esforços para estar no nascimento da Manu, dia 18 de agosto de 2006, mas estava no auge desse trabalho. Vivendo dois momentos muito importantes, que eram o nascimento da primeira neta e o protagonismo em uma novela das nove do Maneco.

Lembro que, quando soube que a Manu estava a caminho, chegou na Pró Matre cheia de entusiasmo, e se deixassem "baixava" a "Helena-obstetra" na Regina e ela mesma teria feito meu parto.

Ela não queria perder nada daquele momento tão especial. Tanto que, apesar da folga que conseguiu para estar conosco, também precisava trocar com urgência um *mega hair* que usava para a personagem. Totalmente ossos do ofício, já vivi isso. E, como não havia tempo para fazer isso em outro momento, o que ela fez? Como podia fazer, botou tudo no mesmo "pacote".

Na maternidade, enquanto eu amamentava a Manu, no meio de um turbilhão hormonal, minha mãe estava ali ao meu lado, segurando as pontas comigo, e também, literalmente, segurando muitos grampos enquanto um profissional trocava o cabelo da personagem.

Eu olhava aquela cena e achava surreal. Ao mesmo tempo, sabia que era o único jeito de ela estar ali, então ficava feliz. Conto isso sem nenhuma crítica, acho mesmo é cômica essa nossa vida: eu ali, em um momento superíntimo, e minha mãe se tornando avó com um cabeleireiro a tiracolo. Pronta para encarar mais uma Helena.

Pouco tempo depois, ela havia terminado essa novela, e a Manu já estava com um ano, quando fui convidada para fazer *Sete Pecados* (2007). Era um período complicado, criança pequena, e eu, contratada, voltando ao trabalho, com uma dificuldade enorme de encontrar alguém para me auxiliar com a minha filha. Em paralelo a isso, um caos aéreo em curso no país. Então, mesmo que precisássemos, nem eu nem o Jairo, que ficava em São Paulo para trabalhar, podíamos ficar fazendo essa ponte aérea, simplesmente porque não havia voos disponíveis.

Por conta disso tudo, eu ficava muito sozinha com a Manu no Rio de Janeiro. Carregava minha filha para as gravações, virava noites decorando texto, porque quando não estava gravando queria ficar com ela, me desdobrava. Um trampo, mas essa correria é a típica vida de muitas mães neste Brasil, em diferentes realidades.

Precisei muito da minha mãe nesse momento, e ela fez uma escolha. Estava apaixonada, vivendo um relacionamento novo, e foi muito clara comigo: disse que, mesmo de férias, não poderia me ajudar com a Manu, porque já tinha viagens agendadas com o namorado. Falou: "Minha filha, não posso. Se vira". E, para mim, aquilo era muito mais uma necessidade do que um capricho.

Em muitos momentos, as relações não são o que gostaríamos que fossem, e geralmente não recebemos de volta a expectativa que criamos sobre o outro. No entanto, dizer que não criamos as tais expectativas é algo mentiroso. A gente espera coisas até de quem não tem laços com a gente.

Por outro lado, é preciso ter a consciência de que mesmo quem tem laços profundos conosco tem sua própria vida e desejos, também vive seus momentos importantes. Isso era um fato que objetivamente eu precisava aceitar, mas foi difícil, porque eu também estava vivendo algo muito importante e me sentia sem saída naquele momento. Trabalhava muitas horas e precisava cuidar da minha filha praticamente sozinha, tudo ao mesmo tempo. Estava entre o meu trabalho e a maternidade. E, mais uma vez, cresci muito com isso.

Não é porque é sua mãe, que você pode contar com ela incondicionalmente, por mais nobre que sejam as razões. Afinal, antes de ser uma mãe, ela é uma mulher e deseja viver sua própria vida. E merece isso. Mas será que naquele momento não dava para abrir mão? Não, pelo jeito não dava. E, quando as negativas chegam, precisamos aprender a lidar com elas. O "sim" é harmônico, o "não" traz os questionamentos. Talvez ela tenha dito "sim" para tantas outras situações na vida até aquele ponto que começou a dizer "não" para o mundo e "sim" para ela mesma.

Fico pensando, será que a mãe que sou hoje me permitiria fazer o mesmo com meus filhos? Ao mesmo tempo, não sei o que estarei vivendo em alguns anos, então como prever? No meu jeito de maternar, acho muito difícil competir com um pedido, uma necessidade dessas. Aqui entra um fator de personalidade também. Somos muito diferentes, o que acaba sendo um contrassenso para as pessoas, que não conseguem ver essa diferença, porque o que enxergam está ali, na genética.

O que aparece é o quanto somos semelhantes fisicamente, o quanto a voz é parecida, o quanto os trejeitos são parecidos. É difícil visualizar de cara que abaixo dessas camadas existem duas pessoas com personalidades completamente distintas. Importante dizer que, apesar das nossas diferenças, nossa relação nunca foi frágil. Sempre procuramos estabelecer limites e equilíbrios, mas com admiração e respeito.

Ao revisitar esses acontecimentos, percebo como a consciência da própria identidade também afasta a tentação de julgar o outro por ser quem ele é. Você sabe quem é, e isso é determinante. Por isso mesmo quer tanto que o outro também seja. Com suas belezas e suas complexidades. Cada um se constitui de várias matérias, e isso é um mistério em sua totalidade única e intransferível.

Em determinado momento decidi seguir a carreira me afastando um pouco dos trabalhos com minha mãe. Acho que ela não entendia muito bem no que isso poderia dar e se preocupou. Mas meu argumento era claro: já fizemos tudo que podíamos juntas, tudo que era esperado e orgânico.

Senti essa necessidade de "descolar", até para que esses convites não fossem mais considerados. Ela queria me proteger, achava que isso seria ruim para mim. A TV Globo também parecia não ter gostado do "descolamento" da nossa dupla, que comercialmente devia ser importante para eles. Mas segui adiante e nunca me arrependi desse movimento, que me fortaleceu.

Nossas trocas artísticas nunca cessaram, e, nos últimos anos, tem pintado o desejo de trabalhar com a minha mãe novamente. Primeiro porque desconheço uma relação profissional mais profunda e com mais cumplicidade, pelas razões óbvias. Depois porque estamos em fases muito interessantes, em que já criamos uma estrutura pessoal, profissional e emocional mais robusta, então acho que seriam trabalhos mais colaborativos, intensos na criação, amadurecidos. Hoje, vejo essa parceria melhor em todos os aspectos, me sinto mais preparada. E senti saudade, o que é um bom indício de que ela tem tudo para ser mais prazerosa.

Vê-la envelhecer é algo bonito, natural, já que está lidando muito bem com esse momento. Continua ativa física e artisticamente. Estou vendo minha mãe envelhecer como a continuidade da história dela, com coerência e dignidade. Ela continua querendo a vida, abraçada à vida. Tem uma potência nessa calma, nessa sabedoria, nas descobertas que faz nessa fase, como tem feito com as artes plásticas, o que é algo admirável. Ela está cada dia mais serena, e isso também me dá muita tranquilidade.

Eu também estou envelhecendo e acredito que hoje nos enxergamos mais, para além das diferenças, das "parecenças", dos dogmas. Nos vemos como duas mulheres maduras, que já construíram uma bela estrada. Regina e Gabriela. E também mãe e filha. Um laço eterno de um amor imenso e indestrutível.

9

"Chiquinha Gonzaga"

DEPOIS DE *POR AMOR*, AINDA TRABALHEI com minha mãe na minissérie *Chiquinha Gonzaga*, em 1999. E anos mais tarde, em 2016, fizemos uma breve participação na novela *A Lei do Amor* também fazendo a mesma personagem, Suzana Rivera, cada uma em uma fase da vida.

Fui feliz vivendo a Chiquinha Gonzaga (1847-1935). Hoje eu sei que não seria a atriz escolhida para fazê-la na minissérie do Lauro Cézar Muniz. Francisca Edwiges Neves Gonzaga, a Chiquinha, era filha de uma mulher negra, neta de uma mulher negra, embora o pai fosse branco, um major do Exército Imperial Brasileiro. Apesar da alegria de ter feito esse trabalho tão emblemático, hoje tenho consciência de que esse "embranquecimento" da Chiquinha na teledramaturgia não é aceitável. Deveriam ter escalado uma mulher negra para fazê-la.

Mas em 1999 o comprometimento com essa justiça da representatividade, infelizmente, ainda não existia, e fui escalada para fazer Chiquinha na sua juventude. Minha mãe ficou com a mesma personagem na fase adulta e na velhice. Revisitar Chiquinha me emociona porque ela é a personificação da mulher que desconstruiu padrões e ultrapassou a barreira do tempo. Foi uma das grandes responsáveis pela formação de uma identidade da música brasileira. Até então, no século XIX, eram os ritmos europeus que davam o tom nos salões, como a valsa e a polca, e foi a partir daí que Chiquinha construiu uma brasilidade.

Eu era muito jovem quando recebi a missão de vivê-la na TV, mas nem tanto para entender a vida que eu estava tocando. Chiquinha incomodava por ser mulher, por sua ascendência, incomodava por ousar fazer o que só os homens faziam, incluindo se divorciar e viver seus amores livremente. Incomodava por fazer o que ninguém tinha feito até então. E também por sua consciência racial, por ter investido até com dinheiro próprio na luta abolicionista. Era transgressora por natureza, e naquela época puniam a transgressão feminina com o silenciamento. Mas ela não se deixou silenciar, travou batalhas pelo direito das mulheres e para existir de acordo com sua natureza. Experimentar essa potência em um trabalho me afetou profundamente.

Por Amor foi ao ar de 13 de outubro de 1997 a 22 de maio de 1998; depois veio *Chiquinha Gonzaga*, exibida de 12 de janeiro a 19 de março de 1999. Entre a novela e a minissérie parei muito pouco, e então veio o convite, seguido da preparação para a personagem. Essa produção marcou o retorno do Jayme Monjardim em um grande projeto na Globo, após dez anos. Na verdade, ele voltou à emissora em 1997, mas Chiquinha foi seu marco de retorno. Ele chegava com tudo após o sucesso que foi *Pantanal* (1990), na Manchete.

A preparação para esse trabalho foi extremamente minuciosa. Fiz aulas de piano diárias durante 20 dias, só para ter uma ideia da postura, da localização das teclas, do que era uma pianista à frente de seu instrumento. Não podia fazer feio. Chiquinha foi a primeira maestrina do Brasil, a primeira pianista de choro, autora da primeira marcha carnavalesca ("Ô abre alas", 1899) e figura central na formação da música popular brasileira.

Mergulhei na vida dessa mulher extraordinária. Chiquinha entrou com mais força na questão arquetípica para mim. Eu pensava: como viviam as mulheres do século XIX, enfrentando batalhas que nem de longe eu poderia conhecer? Esse é o meu parque de diversões como atriz. Gosto de mergulhar e ir pescar fundo. As inspirações e o estudo me instrumentalizam para o trabalho. E claro, isso, principalmente, em personagens em que precisamos buscar arquétipos, como no meu caso com a Chiquinha.

Anos mais tarde, quando fiz a Julieta Bittencourt de *Orgulho e Paixão* (2018), uma mulher de 1910, rainha do café, também experimentei isso. Mas essa personagem era fruto da ficção, não havia existido. A responsabilidade com a Chiquinha era viver alguém com identidade e representatividade reais.

Quando vivi Julieta fui buscar inspirações na vida, na minha história, no mundo. Minha referência foi a minha avó Ruth. Uma matriarca em todo o sentido da palavra. Uma mulher firme, porto seguro da família, sábia, agregadora e tratada com reverência por todos que a cercavam. Pesquei vó Ruth e continuei na carpintaria da Julieta, que era descrita como uma mulher dura, com frieza emocional, que amava muito seu filho (Maurício Destri), mas não conseguia fazer esse afeto alcançá-lo. Aí já me distanciei da minha avó, que era extremamente carinhosa. Fui para a história da personagem. Por que ela é tão severa? O que aconteceu em sua vida para que essa aridez se instalasse? Buscar, investigar, se jogar. E sobre a Julieta falo melhor mais adiante.

Eu sentia que era importante levar a história da Chiquinha para a TV aberta, com um alcance tão grande, até porque sabemos da falta de memória de nosso país. A vida dela seria usada como pano de fundo para que pudéssemos revisitar a história do Brasil, as origens da nossa música. E é fundamental conhecermos as bases de nossa própria cultura para formar uma identidade clara. Isso nos define como cidadãos.

Chiquinha foi uma das personagens que mais exigiram minha dedicação. Intelectual, física, mental, emocional e até para lidar com a temperatura... sim, porque começamos a gravar em pleno verão no Rio de Janeiro. Eu vestia corpetes, luvas, meias-calças, botas, vestidos lindos e pesadíssimos, casquetes, um aplique volumoso, tudo debaixo de um calor de rachar. Gravávamos de segunda a sábado, e domingo eu precisava decorar o texto da semana, então vivia a Chiquinha sem pausas, mas com muita satisfação. Depois dessa missão cumprida, ali adiante precisei de um intervalo para recarregar as energias e, quem sabe, ir de encontro a mais uma personagem.

10

Honrar as afinidades

EU E MINHA MÃE TÍNHAMOS ACABADO de gravar *Chiquinha Gonzaga* e fizemos uma viagem de férias para Nova Iorque. Uma parada obrigatória em nosso roteiro era sempre a Drama Book Shop, uma livraria que existe desde 1917 e fica no coração da Broadway. Esse é um lugar que respira criação e um ícone da cena teatral e cultural nova-iorquina.

Quando contamos para um vendedor da loja que éramos mãe e filha e atrizes brasileiras, ele imediatamente nos trouxe o texto *Honour* (Honra), da australiana Joanna Murray-Smith, dizendo que estava impressionado com a escrita dessa autora e nos recomendando muito sua dramaturgia. Ficamos curiosas e, no retorno ao Brasil, enviamos imediatamente para uma tradutora para entender do que se tratava. E a proposta cênica era realmente atraente.

O papel principal era perfeito para a minha mãe. Ela seria uma escritora brilhante, Norah, que desiste da carreira para não ofuscar a do marido, um jornalista feito pelo Marcos Caruso (Guilherme), e, após 30 anos de casamento, é abandonada por ele, que se apaixona por outra mulher. Norah, então, passa por uma crise pessoal intensa.

Carolina Ferraz interpretaria Claudia, a jornalista em início de carreira que se envolve com ele. A proposta era que eu fizesse mais uma vez a filha da minha mãe, e teríamos alguns embates interessantes em cena. A Sofia, minha personagem-filha, era uma participação pequena, mas potente.

Confesso que, depois da empolgação inicial, fiquei em dúvida se gostaria ou não de estar no espetáculo. Havia acabado de sair de duas produções em que minha mãe e eu estávamos relacionadas. Seria demais a terceira parceria consecutiva? Achei que sim, já estava em outro movimento. Como os ensaios aconteciam na sala da minha casa, de vez em quando eu participava das leituras. Durante mais de um mês dei suporte para eles lendo a personagem da filha, mas sempre lembrando que não pretendia fazê-la e que eles precisariam encontrar uma atriz para o papel. Meu desejo íntimo era de buscar algo diferente.

Só que é o seguinte: vendo aquele texto tomar forma, com a direção primorosa do Celso Nunes, com aqueles atores e com a campanha que eles fizeram para que eu embarcasse no projeto, comecei a ficar extremamente tentada a participar do espetáculo. E me convenci de que poderia ser bom, mesmo me repetindo no papel de filha da minha mãe, afinal era teatro e uma boa história a ser contada.

Estreamos *Honra* no dia 22 de novembro de 1999, no Teatro Cultura Artística. Não imaginávamos o grande sucesso que essa montagem faria. E lá estava eu, fazendo essa filha que culpava a mãe pela separação dela com o pai.

Ficamos em cartaz com esse elenco durante pouco mais de um ano, até que a Carolina precisou sair, e a Claudia Lira ocupou brevemente seu lugar. E aí veio a proposta para que eu assumisse a personagem da amante. Nunca havia feito uma antagonista, então a troca de papel foi uma escolha bem racional, eu quis experimentar. De Sofia passei a Claudia.

Era uma personagem mais complexa e ambígua. Uma jornalista que, ao entrevistar Guilherme, percebe que seu casamento com Norah está por um fio. E é nessa brecha que ela se aproxima dele, vendo uma oportunidade de impulsionar sua carreira. Claudia persegue o sucesso e alcança, mas quando isso acontece vê seu relacionamento com o amante ruir.

A geração de mulheres da qual Norah faz parte se doou demais e abriu mão da própria identidade. Já a de Claudia, no impulso de dar velocidade aos próprios desejos, muitas vezes se perde de si mesma.

A peça colocava as mulheres nos lugares centrais, partindo do conflito de Norah, que envelhece e fica descartável, tanto em sua profissão como em seu casamento. Era um drama de família, era um drama humano universal. Depois da minha mudança de personagem, ficamos dois anos em cartaz. Viajamos, a peça se tornou um sucesso estrondoso. Por onde passávamos, lotávamos os teatros. Foram dois meses em Portugal.

Enquanto estava em cartaz com esse espetáculo, filmei *Oriundi* (2000), do diretor Ricardo Bravo, com ninguém menos que o Anthony Quinn, além de outros atores maravilhosos, como o inesquecível Paulo Autran. Eu fazia a bisneta de Giuseppe Padovani, personagem do Quinn. O longa, uma produção ítalo-brasileira, falava de imigração e dessas relações familiares. Ele, mesmo sendo muito experiente e um ator consagrado, fez questão de tomar a iniciativa e comandou pequenas improvisações conosco, foi inesquecível. Alguns trabalhos ficam marcados pela riqueza da experiência, que vai muito além da história que é apresentada ao público.

Foi exatamente o que aconteceu ao dividir o palco e as coxias com minha mãe em *Honra*. Isso levou a minha parceria com ela para outro patamar. Experimentamos uma convivência de companhia. Teatro é a arte do agora, a convivência nesse espaço é completamente diferente da televisão. Ali não existiam as atrizes mãe e filha famosas da TV, éramos apenas colegas de trupe dividindo o camarim, as cenas, as turnês. Mesmo com toda a intimidade, éramos mais duas na patota artística, na engrenagem para tudo aquilo estar diante do público a cada apresentação, exatamente "como manda o figurino" no teatro: pela pura arte do coletivo.

Viver tanto tempo com alguém na estrada também faz você entender melhor essa pessoa, mesmo que ela seja sua mãe. Cada um tem seu próprio processo, e é interessante observar isso. Eu, por exemplo, chegava com duas horas de antecedência ao teatro, repassava toda a minha contrarregragem e gostava de fazer meu aquecimento no palco.

Ela, normalmente, chegava meia hora antes da sessão. Provavelmente porque se sentia pronta e segura para entrar em cena sem muitos preparativos. E a verdade é que estava mesmo, afinal na época do espetáculo completava 35 anos de carreira. Podia até não negar suas inseguranças, mas estava munida de ferramentas suficientes para subir no palco e dar seu recado após os três meses de ensaio.

Em cena, antagonizávamos, protegidas pelo escudo da arte. Na ficção, não havia o sentimento antinatural da concorrência entre pessoas que se amam, algo que, na vida, pode ser doloroso. Antagonistas, afinal, quase sempre se comparam. Essa é uma das engrenagens narrativas que movem a trama: revelar motivações, inseguranças e ambições, expondo como veem o mundo e a si mesmos em relação ao outro. A comparação, nesse contexto, é uma ferramenta poderosa de desenvolvimento, pois mostra como a insatisfação impulsiona o personagem a agir.

Na vida, também somos ensinados, desde sempre, a nos comparar. Essa prática até pode nos posicionar diante de um grupo, mas não deixa de ser uma grande ilusão, afinal, cada um é único em sua essência. Como, então, comparar o que é singular? Ser é urgente, e isso já demanda energia o suficiente.

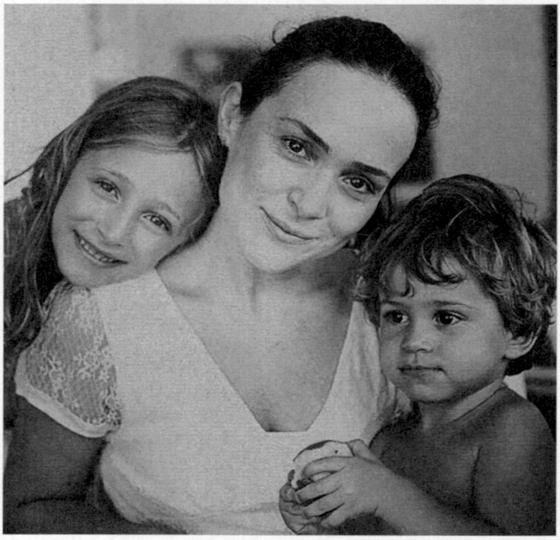

Meus amores maiores na vida.
Coração que bate fora do peito.
Acervo pessoal.

11

A armadilha da comparação

> O indivíduo considerado um sucesso social, de alguma maneira, é uma força muito grande. Os filhos deles geralmente têm uma questão identitária com os pais. Essa liberação para o encontro da própria identidade, dos próprios pensamentos, valores, condições, capacidades, da própria verdade, mais do que tudo, é um processo mental muitas vezes complicado, e, quanto mais forte for a mistura com essa figura paterna ou materna, mais desafiador.
>
> *(Análise do psicanalista Hugo Abovsky)*

Esses dias encontrei uma entrevista que dei com minha mãe para uma revista, e um dos trechos dizia exatamente assim:

> As semelhanças entre Gabriela e Regina estão na fala mansa, no jeito de andar, e de se expressar com as mãos, e na carreira. Gabriela, a única da família a seguir os

> passos da mãe, já guarda no currículo três novelas, três minisséries e três peças. Falta muito, porém, para igualar a lista de Regina, que inclui 22 novelas, 10 peças e 7 filmes. Regina sossegou: trabalha menos, está caseira, mais próxima dos filhos. Gabriela se reaproximou mais da mãe que os irmãos, graças à profissão, mas seu desafio psicológico é maior: — o filho que segue a carreira dos pais pode custar a encontrar sua identidade — explica a psicóloga Maria Tereza Maldonado.

É até cruel pensar em competição falando de pais e filhos que seguem o mesmo ofício. Isso significa muitas vezes não se sentir olhado pelo seu valor, se sentir diminuído, e ao mesmo tempo é esperado que as pessoas comparem. A comparação é uma necessidade humana porque está profundamente ligada à maneira como construímos a identidade, pertencimento e compreensão do mundo. Ela surge de mecanismos cognitivos e emocionais fundamentais de nossa espécie.

Comparar-se é humano. Faz parte da nossa tentativa de entender onde nos encaixamos. Lidar com as comparações que vêm de fora é um daqueles aprendizados que a gente vai ajustando com o tempo. É como um lembrete gentil de que vale a pena se voltar para dentro, se reconectar com o que é verdadeiro em você. Nem tudo o que dizem é crítica — às vezes é só barulho. E, no meio disso tudo, é bom lembrar: ninguém viveu o que você viveu. Ninguém caminhou com os seus passos. E é justamente isso que faz de você quem você é. Com o tempo, fui entendendo que o problema não era comparar, mas como e com quem.

Será que a identidade foi uma questão tão prioritária para mim porque tinha essa relação com minha mãe e escolhi trilhar um caminho parecido com o dela? Talvez ela não apareça para as pessoas como uma busca constante ao longo da vida, como foi para mim desde sempre, mas pode aparecer como resultado de um processo de autoconhecimento, que aponta nossa singularidade em uma sociedade competitiva, que tenta anular a diversidade das existências. A provocação identitária que proponho aqui vai muito além da minha "bolha". Proponho que a gente pense em nossas formas de existir no mundo e se aproprie delas com orgulho e coragem.

As coisas são como são. Optei pelo mesmo caminho artístico da minha mãe. Escolhi? Vivi isso desde que nasci; em mim também havia um chamado, uma fagulha, algo que gritava. As escolhas vêm em um combo, com todos os lados. Você querer só o gostosinho em tudo é irreal.

Outro dia perguntei para a Manu como se sentia sendo minha filha e neta da Regina Duarte, e ela respondeu: "Normal". Eu havia me preocupado porque para minha filha poderia ser uma questão dupla, mas não é. Talvez porque Manu não apresente o desejo de seguir a carreira artística ou porque a geração dela elabore essa questão da identidade de outra forma. Talvez, ainda, porque sua identidade sempre tenha vindo na frente desde pequena. Isso não a deixa imune a crises em relação a isso; o que muda é que talvez ela tenha mais ferramentas para atravessá-las.

Eu e minha mãe nunca falamos muito sobre isso em casa, aliás nunca falamos muito sobre a carreira em casa, não dava tempo. Minha memória mais presente é dela trabalhando muito, emendando trabalhos. E, depois, eu também fazendo o meu ritmo, o meu caminho. Teve uma fase da vida em que a gente, literalmente, se via quando dava. E moramos uma boa fase juntas, mas era uma verdadeira comédia *Vaudeville*: eu fechava a porta e ela abria. E ela fechava e eu abria. Eram horários muito loucos. A gente tocando a vida, fazendo o que era para ser feito sem muito tempo para ficar falando, debatendo, configurando. Não, não tinha essa de dar atenção ao que os outros pensavam da nossa parentalidade, da nossa relação. Sempre soubemos que estamos misturadas, irremediavelmente, na vida e na profissão. E isso é o que é.

12

Quem tem medo da prateleira?

Durante muito tempo na televisão fiquei ali na "prateleira da boa moça", seguindo uma linha que achavam que me foi passada hereditariamente. Durante algum tempo eu fui condescendente com isso, era natural que fosse assim. Mas, quando me vi estagnada nessa prateleira, dei a vida para sair dela. No entanto, esse poder de escolha na TV é bem mais restrito. Dependemos muito do olhar dos outros sobre nós, existe pouca autonomia.

No que dependeu de mim, fiz e produzi teatro, fui atrás do que eu gostaria de dizer. E na TV busquei incansavelmente outras personagens que mudassem esse padrão. Sei que existe uma variedade de ótimas "boas moças" a serem feitas; eu é que não estava mais a fim delas.

Por isso, em 2002, bati na porta do Luiz Fernando Carvalho, que havia me dirigido em *Irmãos Coragem*, e pedi uma personagem em *Esperança*, novela do Benedito Ruy Barbosa. A trama era ambientada na década de 1930, e veio após o sucesso de *Terra Nostra*

(1999), também do Benedito. A ideia era que essa nova história fosse uma espécie de continuação de sua novela anterior.

Conversei com o Luiz e disse que precisava fazer uma personagem diferente, que me desafiasse em lugares desconhecidos. Foi aí que ele me chamou para viver a Justine, uma prostituta francesa e libertária, mas apaixonada. Entrei na trama na segunda fase.

A novela começou em junho daquele ano, e em novembro o Benedito precisou se afastar por motivos médicos, e quem assumiu foi o Walcyr Carrasco, que via a personagem completamente diferente. A partir daí a história sofreu muitas modificações, inclusive seguindo uma outra linha quando olhamos para alguns personagens.

A Justine ficou mais manipuladora, com ares de vilã, o que me agradava. Era outra proposta, mas parecia um desafio interessante e mais de acordo com o que eu queria. Acabei fazendo uma "puta-romântica-vilã-arrependida", que morria tuberculosa. Tive ótimas cenas com o saudoso Paulo Goulart (1933-2014), que fazia um proprietário rural supercorreto que, do dia para a noite, se tornou um homem capaz até de matar. De um jeito ou de outro, nessa trama rompi um padrão de personagem. Foi como eu gostaria? Não exatamente. Mas novela é uma obra aberta, e as coisas mudam mesmo pelo meio do caminho.

O meu desejo de romper padrões do que já havia feito era consequência de um amadurecimento profissional e pessoal, e não para provar nada para ninguém. É que você vai entendendo que aquilo já foi mostrado, e o desejo vai te movendo para o inexplorado. Você enxerga que pode mais, quer mais. Eu tinha 28 anos e estava determinada a investir em outras versões minhas dali por diante.

13

Welcome to "América"

Depois da Justine de *Esperança*, foram três anos só fazendo pequenas participações. Nesse período, mais especificamente em 2004, filmei um longa que foi um trabalho importante para mim, *O vestido*, do Paulo Thiago. O convite do Paulo (que não está mais aqui entre nós e por quem tenho um carinho eterno) vale a narrativa. Foi especial e serei sempre grata pela oportunidade de ter feito essa personagem.

Quando ele me chamou para almoçar e contou a história, imediatamente achei que estava me chamando para viver, opção A: a mocinha; opção B: uma das filhas. Foi muito inusitado quando Paulo disse que pensou em mim para interpretar a Bárbara, uma mulher desequilibrada emocionalmente, que se vendia por baixo. Ou seja, uma mulher cheia de questões complexas e considerada uma tremenda vilã.

Depois desse convite, quase caí da cadeira, não acreditei que o convite era para uma personagem assim, que poderia ajudar a mudar a oferta dos trabalhos que chegariam para mim dali para a frente. Pensei: "Esse cara está louco". A aposta era alta.

No roteiro, livremente inspirado no poema "Caso do vestido", do Carlos Drummond de Andrade, duas irmãs descobrem um vestido velho de festa no porão de casa e ficam curiosas ao verem a dor da mãe ao se relacionar com ele. A partir daí se desenrola a história.

A Bárbara era uma forasteira, uma mulher misteriosa, ambígua e até um pouco rodrigueana. Ela chegava na cidade como namorada de Fausto (Daniel Dantas), que na verdade era apaixonado pela Ângela (Ana Beatriz Nogueira). O plano de Bárbara e Fausto era destruir a relação da Ângela com o marido, Ulisses (Leonardo Vieira). Mas Bárbara acabava se apaixonando por Ulisses e enlouquecendo.

Perto da entrega que essa personagem me exigiu, expondo lugares meus como atriz nunca antes imaginados, expor o corpo nas cenas de nudez se tornou algo muito menor. Esse filme me trouxe uma densidade artística diferente, foi uma experiência iluminada. E também acabou me trazendo um prêmio, o de Melhor Atriz no Festival de Cinema Ibero-Americano de Huelva, na Espanha.

Nenhum resultado é alcançado sozinho. Tive uma árdua preparação com a Camilla Amado (1938-2021) e com a Myriam Muniz (1931-2004). Com a Myriam foi uma experiência muito intensa. Eu ia para a casa dela, que pedia cervejas no bar da esquina enquanto trabalhávamos para encontrar a loucura da Bárbara. Ela bebia e eu embarcava nas propostas, era tudo muito doido. Um dia, Myriam chegou a fazer um exercício comigo em que ela batia minha cabeça no chão, parecia querer fazer meus "demônios" saírem na marra. E saíram. Mas não era algo violento, e sim uma tentativa quase desesperada de que eu mudasse meu estado interno para poder ir em direção ao abismo da Bárbara. Foi um processo poderoso.

Logo depois, em 2005, o Jayme Monjardim me convidou para *América*. O convite para essa novela chegou em um momento em que a minha relação com a TV Globo não estava muito boa.

Em 1999, Jayme havia me chamado para fazer *Terra Nostra*, mas, como eu vinha emendando duas protagonistas (em *Por Amor* e em *Chiquinha Gonzaga*), estava exausta, sem muito para dar no momento, e me senti no direito de negar. A partir daí, só aceitei fazer participações curtas, como a de *Kubanacan* (2003) e a de *Sob Nova Direção*, com a Ingrid (Guimarães) e a Lolô (Heloísa Périssé). Mas quando chegou o convite para *América*, da Gloria Perez, achei que estava na hora de voltar a fazer novela e fui em frente.

A personagem se chamava Simone e era uma ativista da causa animal. Me empolguei, porque na vida eu também apoiava causas do tipo. Apesar de a novela já estar praticamente escalada quando o Jayme me chamou, aceitei porque era como se a vida estivesse me dando um sinal.

Eu entraria no capítulo 20 e vinha me preparando para fazer essa mulher forte, que brigava por uma causa que me inspirava tanto. Até que, na festa de lançamento da novela, a Glória me chamou em um canto e me disse que a Simone não seria mais uma ativista e depois conversaríamos sobre isso

Fiquei completamente atordoada, lembro que peguei um táxi e saí da festa logo depois. Quando nos preparamos para uma personagem, existe um investimento de tempo, de energia e de entrega. Naquele momento, me senti perdida, não sabia mais quem era a Simone. Será que eu ainda estava no elenco? Se eu permanecesse, que personagem seria essa?

Essa mudança se deu porque Glória havia sido atacada violentamente por supostos protetores da causa animal da internet e, com isso, cortou esse enredo da novela. Esse movimento se deu porque os rodeios estavam no centro da trama, e o tal grupo apontava os maus-tratos aos animais nesse tipo de modalidade. Só que, colocando uma causa importante na frente, pessoas misturadas na militância se acharam no direito de enviar mensagens de ódio e invadiram o Orkut da Glória com fotos extremamente agressivas, atacando a memória de sua filha, tanto que ela apresentou queixa-crime contra eles e alterou o rumo da história.

Dentro desse novo contexto, minha personagem virou um arremedo do que seria. De ativista potente, Simone passou a uma veterinária carente e sem cenário. Parece que já não se sabia muito o que fazer com a minha personagem na trama. A sensação que eu tinha é que, por já ter sido escalada, precisava ser usada. Então, durante algum tempo, não me senti parte daquela história. Gravava pouco e pertencia a um núcleo secundário na novela.

Quando essa ficha caiu, pedi para sair. Minha personagem não agregava em nada à narrativa, me senti subutilizada. E foi aí que veio mais uma surpresa. A produção me avisou que eu não poderia sair de *América* porque estava sendo escrito um novo enredo para a Simone: ela agora faria parte de um triângulo amoroso com as personagens da Deborah Secco (Sol) e do Murilo Benício (Tião). A novela começaria para mim ali, a caminho do segundo tempo do jogo.

Que ironia do destino. Havia acabado de propor que matassem minha personagem e recebi como resposta que ela disputaria o mocinho com a mocinha. Eu, de personagem totalmente irrelevante, passei a terceira protagonista, o que foi um ganho, não pelo protagonismo em si, mas por enfim ter uma história para contar.

Mas antes disso cheguei a pensar: "Não quero mais ser atriz. Não quero mais participar desse circo que muitas vezes coloca a tua cabeça, a tua dignidade à prova. Onde os autores são deuses que comandam os destinos das personagens, tanto para desfechos maravilhosos quanto constrangedores".

Desse período de *América*, o que mais ficou em mim não foi nem a confusão de rumo da personagem, mas minha experiência pessoal. Nunca contei isso, mas na reta final da novela descobri uma gravidez. Já estava casada havia quatro anos com o Jairo, morávamos em São Paulo e eu ficava muito no Rio de Janeiro para gravar. O bebê aconteceu em um desses encontros de ponte área. Ficamos surpresos, mas felizes.

Continuei gravando normalmente, não divulguei nada, porque faltavam poucos capítulos para terminar, portanto minha gravidez não alteraria em nada o desfecho da trama.

Até que, um dia, eu gravava a sequência de cenas em que Simone estava atordoada ao constatar uma gravidez psicológica — sim, olha isso. Ela então saía para caminhar, organizar os pensamentos, e andava por uma ferrovia. Distraída, quase era atropelada por um trem, e a personagem da Deborah, a Sol, sua rival, a salvava. Essa era a cena escrita, mas como aconteceu é outra história. Eu e a Deborah tínhamos dublês preparadas para assumir as cenas caso envolvessem algum risco, já que gravávamos em uma ferrovia real. Mas, como aparentemente tudo corria bem, decidimos fazer nós mesmas.

Quando o diretor deu o "gravando", comecei a andar de costas, sem olhar para trás, como a cena havia sido marcada. Deborah surgia e dava sua fala: "Simone, sai daí! Simone!". Eu continuei na cena, na hora não percebi que o trem parecia estar em uma velocidade maior do que o combinado, mas Deborah intuiu e gritava mais alto, freneticamente: "Simone! Simoneeeee! Sai, sai daí agoraaaaaa!".

Eu segui em cena, fazendo o que a personagem deveria fazer, porque estava de costas para o perigo, e não aconteceu o "corta" da direção. Só ouvia a Deborah gritando o nome da personagem na tentativa de me alertar para o que poderia ter sido uma tragédia.

A cena foi interrompida quando a dublê me empurrou para sair da reta da locomotiva. No seu movimento brusco, caímos as duas para fora dos trilhos. Ela me salvou. Foi um susto grande. Depois disso, aliviadas, gravamos novamente, agora com todos os cuidados sendo tomados.

No dia seguinte eu não estava escalada para gravar e acordei me sentindo mal. Já tinha uma consulta agendada com o doutor Marcio Coslovsky para acompanhar minha gravidez enquanto eu estivesse no Rio. O pai dele, Simão Coslovsky, havia sido o obstetra que atendeu minha mãe e acompanhou o parto de meu irmão mais velho, André.

Peguei meu carro às 19 horas e fui dirigindo para a clínica, da Barra da Tijuca em direção a Ipanema. Não sei explicar, mas me sentia fisicamente estranha e com uma sensação enorme de vazio. É como se meu corpo me dissesse que a vida que estava ali dentro havia cessado. Acho que o corpo te desliga daquela conexão e daí vem a sensação do "buraco" por dentro.

Enquanto esperava a consulta, tive um sangramento. Fui ao banheiro da clínica e ali mesmo já me desesperei. É instinto, a gente sabe que está acontecendo algo ruim. Mesmo assim, fui levada com todo o cuidado pela equipe de enfermeiras para a sala de exames. O doutor Marcio me examinou e constatou que não havia mais batimentos cardíacos... eu havia perdido meu bebê.

Tinha 31 anos e queria muito ser mãe, então senti bastante essa perda. Escutamos que um aborto espontâneo, na primeira gravidez, é algo relativamente comum, mas é doloroso aceitar. E, em algum momento nesse processo, a gente fica achando que não vai mais engravidar novamente, que a chance passou.

Com essa perda, me dei conta do quanto desejava que ser mãe fosse meu próximo projeto. Três meses depois, engravidamos novamente. Manuela estava a caminho.

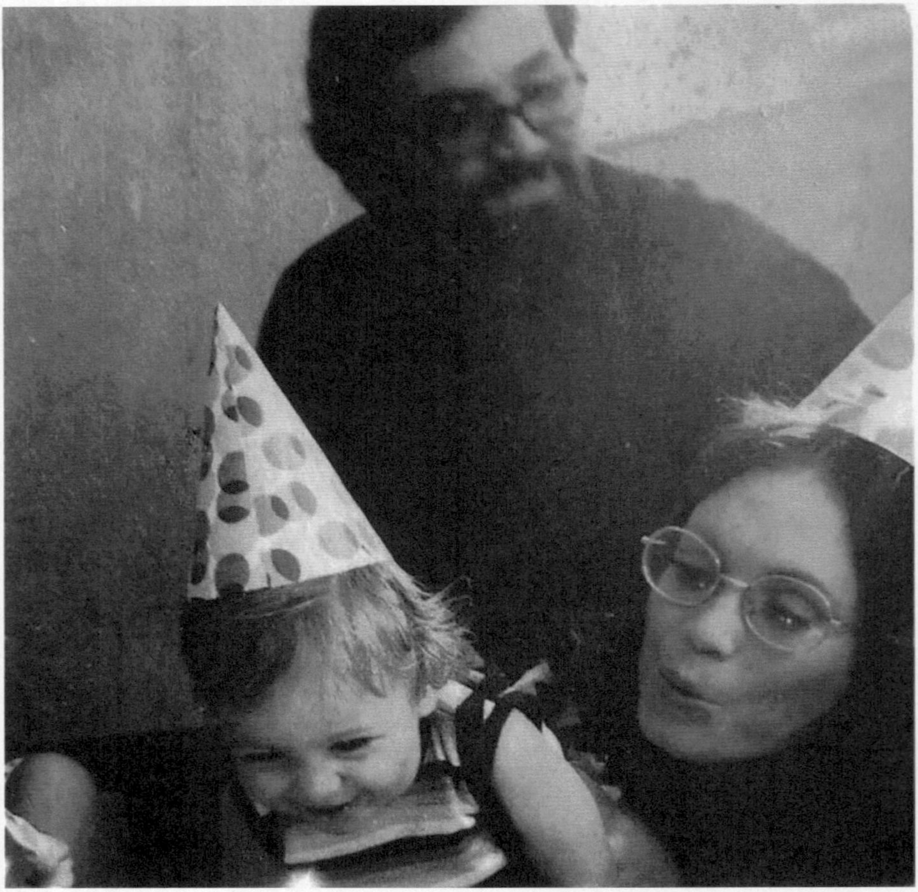

A carinha de felicidade aos 2 aninhos não me deixa mentir: aniversários sempre foram, para mim, motivos de sorriso e de celebração da vida.
Acervo pessoal.

14

O trabalho mais importante do mundo

MANU NASCEU NA MANHÃ GELADA DO dia 18 de agosto de 2006. Naquele dia, em São Paulo fazia sol na mesma proporção em que fazia frio. Daquela barriga imensa nasceu uma bebê pequena, de 40 centímetros, com 2,1 quilos. Nasceu a Manu, e eu nasci como mãe. Era incrível olhar minha filha nos meus braços, tão miúda, tão frágil, tão loirinha que mal dava para ver seu cabelinho. Antes do nascimento da Manuela, ainda fiz o espetáculo *As mulheres da minha vida*, do Neil Simon, com o Antônio Fagundes, mas sobre essa experiência falo depois.

A maternidade te dá uma dose boa de realidade, de vulnerabilidade, de pés no chão. No meu caso, de cara, me colocou de pés no chinelo mesmo, que foi como cheguei ao hospital naquela manhã, já que estava tão inchada que não conseguia mais calçar um sapato. A maternidade, literalmente, te aterra.

Lembro que, na hora do parto, senti o maior medo e a maior ansiedade que já experimentei na vida. Esses sentimentos só não saíram do controle porque eu estava amparada por ótimos profissionais e ao lado do Jairo e da minha mãe.

Digo que a Manu não nasceu, ela estreou. Estava louca para vir ao mundo; ouvi o eco do choro dela já saindo da minha barriga. Minha filha nasceu dizendo a que veio, minha leonina cheia de personalidade.

Eu quis me dedicar ao primeiro ano da vida da Manu integralmente, mas, quando ela estava com seis meses, recebi um telefonema do Walcyr Carrasco me convidando para fazer *Sete Pecados* (2007). A personagem se chamava Miriam e era uma diretora de colégio público, engajada, convocada para assumir uma escola da periferia de São Paulo totalmente deteriorada. Quando Walcyr me informou que as gravações só começariam em seis meses, achei que poderia voltar a trabalhar, apesar de precisar lidar com uma logística complicada.

Tive de negociar com o Jairo, que entendia muito meu lado profissional, mas, como eu ficaria com a Manu entre o Rio de Janeiro e São Paulo, estaríamos a maior parte do tempo longe de casa. Combinamos, então, que faríamos a ponte aérea o máximo possível para minimizar esse distanciamento em uma época tão importante de nossas vidas.

Eu voltava, ele ia. E no meio das gravações aconteceu a greve dos controladores de tráfego aéreo, deflagrada por um acidente com um avião em 2006. Foi o chamado "apagão aéreo". Nesse contexto, eu e Jairo ficamos ainda mais afastados, porque eu ia quando conseguia, e ele vinha quando conseguia voo. Me sentia culpada, em falta, apesar de ter consciência de que isso era por conta de um problema estrutural do país e não causado por mim. Mas é aquilo, mulheres e culpa estabelecem uma relação íntima desde muito cedo. É *punk*.

Eu e Manu passamos um ano em um apartamento alugado, e muitas vezes, por não contar na época com muita infraestrutura, precisei levá-la às gravações comigo. Não tinha alternativa.

Recordo de um dia em que fomos juntas para uma gravação na cidade cenográfica. Eu e as camareiras montávamos uma caminha improvisada para a Manu no meio dos figurinos, e ela dormia durante a tarde, como é comum às crianças dessa idade. Mas, quando eu estava no meio de uma cena, ela acordou, e ninguém conseguiu que ficasse longe de mim. Estávamos gravando os *closes* quando vi minha filha adentrando o *set* e correndo em minha direção.

Olhei para a camareira parada na porta e entendi que não dava mais para contê-la, ela queria a mãe. Acolhi Manu em meus braços, a coloquei no meio das pernas e a segurei com meus joelhos para que se acalmasse e eu pudesse terminar de gravar.

Isso é só uma pequena amostra do tanto que você precisa conciliar na maternidade. Eu estava no meio de uma cena com mais três atores e foi lindo perceber a cumplicidade deles e do Pedro Vasconcelos, o Pedrinho, diretor que nos comandava no *set* naquele dia

Essa novela foi importante porque fazia sentido para mim, tinha um *merchandising* social e isso me interessava como atriz. O Walcyr prestou um serviço por meio de minha personagem, mostrou como a educação pode transformar vidas. A Miriam era uma heroína real, inspirada, firme e apaixonada pela educação.

Eu me sentia forte e vulnerável na mesma proporção. Passava o dia gravando, voltava para casa e passava as noites decorando. Entendi rapidamente que dali para a frente teria de descobrir como ser mãe e ser profissional. E com uma puta cobrança, porque queria ser a melhor mãe que pudesse e a melhor profissional que conseguisse. Eram duas atribuições vitais para mim aprendendo a coexistir. Como nós, mulheres, mães, profissionais, damos conta?

A mulher é feita dessa matéria de flexibilidade, desdobramentos. E sofremos as mesmas cobranças profissionais que os homens, mas com atribuições que vão além. Você não vê um homem, por mais parceiro que seja, levando uma criança para o trabalho. Não é comum. Mas nós, mulheres, conciliamos duplas, triplas jornadas muitas vezes. E falo do meu lugar de privilégio, porque entendo que a realidade de muitas mulheres é ainda mais desafiadora.

A partir desse trabalho, precisei me organizar interna e externamente de outras formas para administrar essa nova "eu" que chegava e precisava se acomodar. Com a "personagem-mãe" estreia um amor imensurável, uma culpa que insiste em aparecer mesmo quando a gente faz o melhor que pode, acompanhada de uma sobrecarga constante. E também um olhar para a vida e para o ser humano que nunca mais será o mesmo. Depois da maternidade, nada mais é igual. Nem por dentro, nem por fora.

15

Minha adorável maluquinha

Quando soube que o Silvio de Abreu estava escrevendo uma novela para o horário nobre, enviei um *e-mail* dizendo que gostaria de trabalhar com ele; o ano era 2010. Em 2008, participei de um episódio de *Dicas de um Sedutor*, série do Luiz Fernando Guimarães, dirigida pelo José Lavigne, e em 2009 estive em outra série, dirigida pelo Jayme Monjardim e pelo Marcus Figueiredo, *Acampamento de Férias*, com o Renato Aragão, o nosso Didi. No mesmo ano ainda participei de *A Turma do Didi*. Estava com saudade de fazer novela e queria muito trabalhar com o Silvio.

Ao receber meu *e-mail*, ele respondeu que adoraria trabalhar comigo, mas que as protagonistas da novela já estavam escaladas. E quem disse que eu estava em busca de uma protagonista? Queria uma boa personagem, uma que fosse realmente um desafio. Foi aí que o Silvio me deu um dos grandes presentes da minha carreira, a Jéssica de *Passione*.

Essa personagem foi meu *playground*, minha Disney, meu Carnaval. Uma delícia experimentar a comédia e descobrir que podia transitar em um papel sem me levar tanto a sério. Jéssica era engraçada, dramática, passional, um deleite. Guiada pelo seu desejo, casou-se com o personagem do Bruno Gagliasso (Berilo), de quem morria de ciúme, e, quando descobriu a bigamia do marido, com a personagem da Leandra Leal (Agostina), engendrava mil peripécias para manter o casamento e mantê-lo apaixonado por ela. Ao mesmo tempo, era extremamente moderna, porque, no fim das contas, dividiu o marido com a outra mulher. Um trisal na novela das nove em 2010!

E olha o meu núcleo: eu era filha do Francisco Cuoco (Olavo), ator incrível que nos deixou em junho de 2025; enteada da Irene Ravache (Clô), e o querido Flávio Migliaccio fazia meu tio Fortunato. Aliás, eu já havia trabalhado com o Flávio em *Sete Pecados*, ele fazia meu pai nessa novela. E no nosso núcleo cômico, conhecido como "os emergentes do Tatuapé", ainda estavam a Alexandra Richter (Jackie) e a Andrea Bassitt (Guida). Era uma turma ótima, a gente se divertia muito, e eu e o Flávio nos entendíamos no olhar. Não sei explicar, mas nós dois juntos parecíamos um encontro de outras vidas. Fiquei arrasada quando ele partiu, em 2020.

Eu e o Bruno conquistamos uma parceria incrível, rara. Como "fragolone" e "fragolina", os apelidos íntimos de nossos personagens, que em italiano significam, respectivamente, "Morangão" e "Moranguinho". Nós pirávamos, enlouquecíamos nas cenas. Ele foi um dos encontros cênicos da minha vida. O Bruno me surpreendeu muito, porque era um garoto novo e eu fiquei chocada com a energia que tinha para jogar junto.

Somos dois arianos, então nossa parceria era nitroglicerina pura, uma explosão. Ou dá muito certo ou dá muito errado. E, no nosso caso, deu muito certo pela nossa disponibilidade para viver aqueles papéis intensamente. Quando isso acontece com seu parceiro direto de cena, para um ator é como ganhar na loteria. A gente chorava de rir no *set*.

O Bruno tinha uma composição meio *clownesca*, e a minha escola na TV até então era mais "certinha". Ele amava improvisar, e isso dava corda para nossa loucura em cena; aprendi muito com ele. Os diretores muitas vezes precisavam nos colocar limites. O Silvio foi entendendo essa nossa química e escrevendo cenas cada vez mais ousadas, o que para nós era um prato cheio. Juntos éramos um acontecimento... que acerto!

Estávamos muito bem amparados. Além do ótimo texto, tinha a Rossella Casanova, que foi nossa preparadora de elenco e fez um trabalho genial conosco, e a Natalia Grimberg, que dirigia as cenas do núcleo cômico, uma parceira até hoje na minha vida. Também tive aulas de *clown* e *comedia dell'arte* com o Fernando Vieira, que estudou com o francês Philippe Gaulier. Fernando me ensinou que a beleza da comédia é o nosso ridículo, escancarado sem pudores. Esse foi o "pulo do gato" na construção da Jéssica. O que foi muito ao encontro das orientações do Silvio lá no início, quando me deu a personagem. Perguntei como se fazia comédia, e ele foi certeiro: "Vai no simples. Quanto mais simples e verdadeiro, melhor".

Passione me deu satisfação artística e prêmios, que nada mais são do que reconhecimento. Essa novela foi mais um marco, mais um portal na minha trajetória na TV. *Passione* me deu um grande presente artístico, foi quando constatei: "Ah, que maravilha. Quero continuar brincando disso". Me apropriei tanto dessa personagem, que tudo que fazia era orgânico, bem-vindo. Me apaixonei por ela loucamente. Foi a Jéssica que me fez acreditar novamente na beleza da profissão na TV e me fez lembrar o quanto é importante aliar prazer ao trabalho.

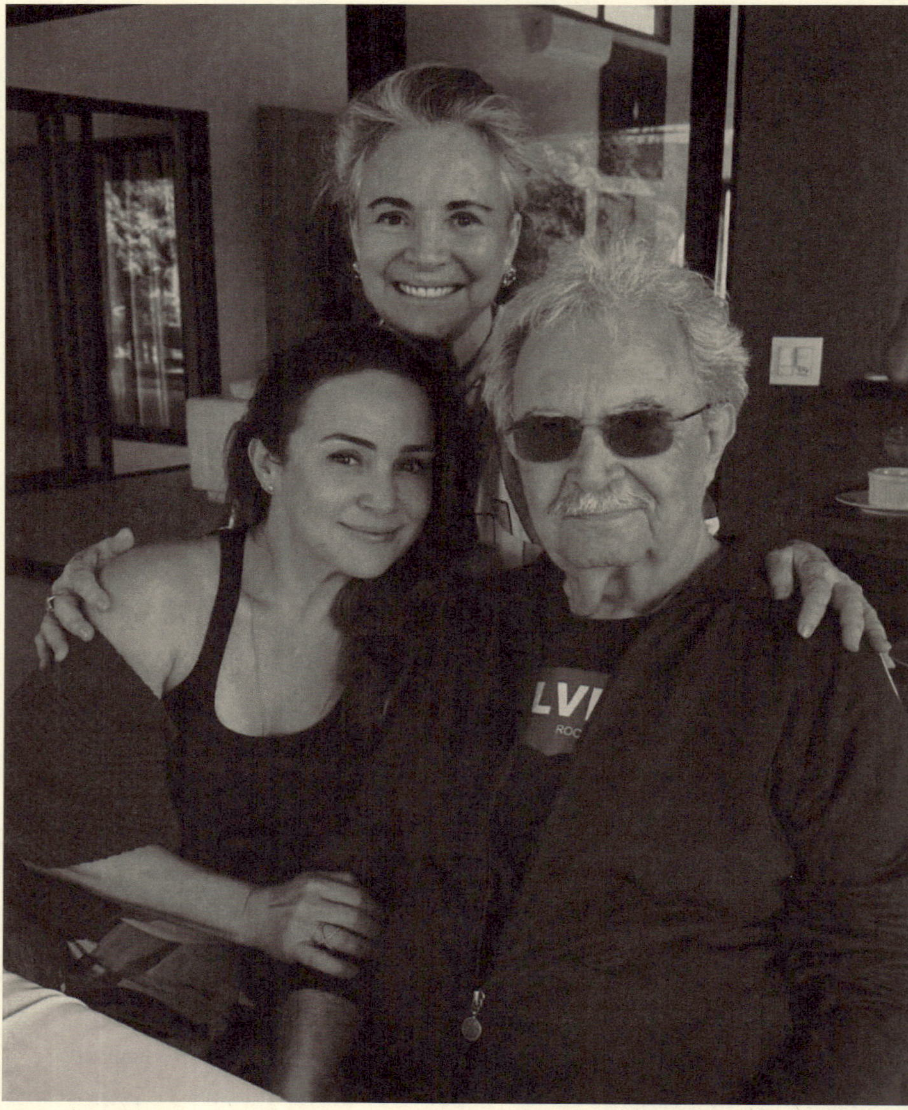

Honrar pai e mãe: um dos valores mais importantes da minha vida.
Acervo pessoal.

16

Segunda maternidade e "A garota do adeus"

Agora as pessoas sabiam que eu também fazia comédia. Tanto que, na sequência de *Passione*, me convidaram para integrar o elenco de *Junto e Misturado*, também em 2010. Foi um convite do Bruno Mazzeo e do Maurício Farias. Nesse programa vivíamos bastidores meio de trupe e existia um rodízio de personagens, com uma distribuição bem equilibrada. Eu adorava fazer.

Foi durante a caracterização que descobri que estava grávida do Frederico. Sentei com o Maurício para falar da gravidez, e ajustamos que eu continuaria gravando, já que a gestação estava no início e eram apenas dez episódios. Concluí a temporada, fazendo comédia e com o Fred no "forninho"; não podia estar mais feliz!

Meu filho nasceu em 17 de dezembro de 2011, com 3,1 quilos e 51 centímetros. E veio ao mundo quietinho: a luz o incomodava, o barulho também, ele sempre foi meu sagitariano *low profile*. Fred nasceu de mais uma cesárea, em uma tarde quente de verão, foi meu presente de Natal. Passei um fim de ano bem tranquilo, apesar de estar com um recém-nascido em casa. Tinha uma paz no ar só possível com a chegada do meu filho, porque aí a família estava completa.

Manu tinha cinco anos e meio quando o Fred nasceu. O segundo filho é outra dinâmica. O primeiro é meio portátil; com dois, a história é outra. Por isso, quando veio o convite do Edson Fieschi para eu fazer o espetáculo *A garota do adeus*, entendi que não podia ser no improviso, precisava montar uma estrutura. Me senti confortável, acolhida nesse trabalho. O Edson fez o convite ainda na gravidez do Fred e respeitou aqueles primeiros meses depois do nascimento dele.

Quando comecei a ensaiar, meu filho tinha três meses, estava em plena fase de amamentação, então eu só ensaiava à tarde, durante quatro horas. No meio do ensaio, Fred chegava com a babá, a adorável peruana Marilu, para mamar. Fora isso, eu organizava minha vida e a das crianças antes e depois. Contava com o auxílio da Marilu e do Jairo.

Nessa peça eu fazia a Paula, atriz e dançarina, mãe de uma menina de 10 anos (Luci, interpretada pela Júlia Gomes), mulher abandonada pelo namorado, também ator, que viajava para a Espanha para filmar com o Pedro Almodóvar. Ela acabava se envolvendo com outro ator, vivido pelo Fieschi. A montagem era uma comédia romântica, dirigida pelo Elias Andreato. Esse texto foi adaptado do longa de 1977 do Neil Simon, um filme a que já havia assistido várias vezes e que amava, uma comédia romântica bem "Sessão da Tarde". Delicinha.

A leveza desse projeto combinava com meu momento de querer trabalhar mas ter dois filhos pequenos para criar. Minha personagem também era mãe, então era um lugar que eu habitava com conforto. Fiz a temporada toda de São Paulo e optei por não viajar com a peça por conta das crianças.

Mais adiante, fiz algumas participações na TV, mas percebi que, depois de virar mãe de dois, fui ficando ainda mais cuidadosa com as escolhas. Grávida do Fred ainda gravei *É Pai, É Pedra,* que foi ao ar no Dia dos Pais de 2011 no *Fantástico*, uma série de quatro episódios inspirada em *O livro do papai*, do Hélio de la Peña. Fazia a Mônica, uma mãe de primeira viagem, casada com o Guto, vivido pelo Bruno Mazzeo. Em 2013, fiz uma pequena participação em *Amor à Vida*, do Walcyr Carrasco.

Nessa fase, eu percebia que, para viver a maternidade como eu desejava, precisaria ser mais dona do meu tempo. Já havia ali uma faísca de direcionamento mais autoral na minha carreira, um movimento à procura do que eu gostaria de experimentar em cena. E fui em busca disso, me tornei oficialmente uma produtora também.

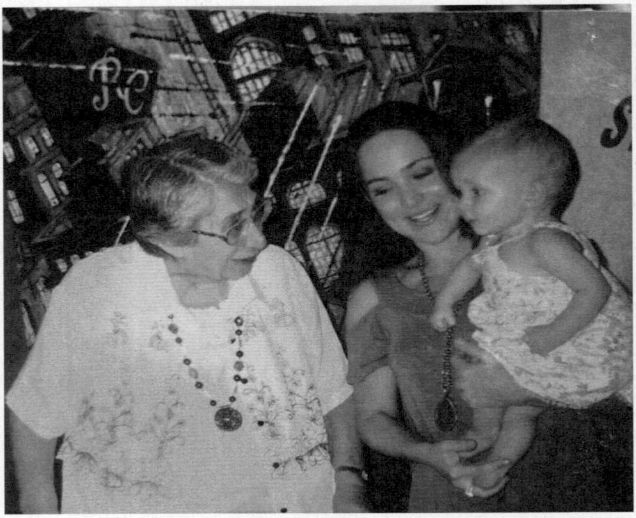

Vó Ruth, eu e Manu.
Acervo pessoal.

17

"Através de um espelho" e o adeus a Giuliano Ricca

Carta para Giuliano

Querido amigo,

A gente nem se conhecia quando te procurei. Você havia acabado de fazer umas fotos para um projeto teatral com o Jairo Goldflus, e ele me falou do seu trabalho como produtor cultural.

Eu vivia um momento de busca profissional que conjugasse mais autonomia, tanto de realização quanto de temas que desejava tocar. Olhava com cuidado para o que gostaria de dividir com o público.

Foi nesse movimento que comprei os direitos da peça *Através de um espelho*, de Ingmar Bergman, e estava à procura de um produtor. Quando seu nome surgiu, já era um pouco tarde da noite, mas tamanha era a minha ansiedade para dar início ao projeto que te liguei na mesma hora.

Nossa conversa fluiu tanto! Foi melhor do que eu esperava. Senti na sua voz um misto de surpresa e euforia com a proposta que chegava. Lembro que, depois da leitura do texto, você ficou intrigadíssimo e me questionou com a sinceridade habitual: "Você quer mesmo montar essa peça?". Experiente, entendeu de cara que seria um desafio para nós dois. "Que coragem. Essa montagem vai na contramão de tudo o que está em cartaz ultimamente... e não consigo imaginar você fazendo um papel assim", disse.

Entendi seu receio. Estava te propondo embarcar em um espetáculo denso, que falava da incomunicabilidade das pessoas, trazendo muita angústia e reflexão para o palco. E minha personagem, no centro dessa trama, era uma mulher do avesso em relação aos meus outros papéis: nada solar, nada equilibrada, nada feliz ou realizada. Uma personagem à procura de alguma paz. Um desafio que nem eu mesma sabia se conseguiria dar conta.

Ao conversar com você, percebi que estava diante de um buscador, e eu, buscadora em construção desde que nasci, senti nossa conexão e quis verdadeiramente a sua parceria. "Vem comigo nessa loucura, eu preciso de você", pedi. E você veio.

Ao longo da jornada, nos apoiamos, fortalecemos e ultrapassamos barreiras que pareciam intransponíveis. A sua segurança, ternura e assertividade me guiavam nos momentos mais difíceis, e serei eternamente grata. Você me deu a mão e só largou porque algo inimaginável aconteceu.

Nunca vou entender os porquês da sua partida e muito menos a forma como tudo se deu. Nunca. Não existe explicação. Rosa Montero diz, no livro *A ridícula ideia de nunca mais te ver*, que "Apenas nos nascimentos e nas mortes é que saímos do tempo". Eu acrescentaria: "E nos desaparecimentos". Porque durante anos o seu desaparecimento causou uma perplexidade, um silêncio aflito, que suspendia as horas para quem acompanhava de perto as buscas por você.

Quando alguém de quem gostamos muito deixa de estar visível no mundo... tudo para, perde a velocidade instantânea. E entendemos na marra o que a vida mostra às claras desde sempre, mas teimamos em encarar (e, portanto, aproveitar): a existência é poeira e pode ser soprada para sempre em instantes.

Encantou-se Giuliano. Te desejo paz, meu amigo.

Com amor,
Gabi

Giuliano Ricca foi um produtor cultural incrível. Ele produzia o primeiro espetáculo em que me aventurei também como produtora, *Através de um espelho*, quando desapareceu, em outubro de 2014, voltando de São Paulo para o Rio de Janeiro pela rodovia Presidente Dutra. Uma dor imensa para a família e os amigos. Um sentimento de incredulidade que durou seis anos, até que seu carro foi encontrado em novembro de 2020, próximo à Dutra, em Santa Isabel (SP).

Dele, da sua competência e afeto, do trabalho juntos, só memórias boas e que levo comigo para sempre. Começamos o projeto desse espetáculo fazendo um mês de leitura, de estudo intenso desse texto do Bergman. Desde que assisti a *Through a glass darkly*, um espetáculo *off*-Broadway, em Nova Iorque, com a Carey Mulligan entendi que seria um salto no abismo e estava disposta a pular do mais alto que conseguisse. Foi um divisor na minha carreira, como é hoje *O papel de parede amarelo e eu*, meu primeiro monólogo.

Nesse processo, o Ulysses Cruz, que me dirigiu na empreitada, contava com a primorosa assistência do Leonardo Bertholini, que também fazia um trabalho de corpo comigo. Um dia, o Léo veio me contar uma "historinha" a pedido do Ulysses, e saquei de cara o recado.

Ele disse que um ator, que eu conheço, estava fazendo um processo intenso de preparação para um personagem bem desafiador que viveria no teatro. Salientou que o tal ator estava fazendo uma imersão total em um apart-hotel em São Paulo, que duraria uns três meses. Segundo o Léo, um movimento importantíssimo para que ele se aproximasse do personagem com a profundidade necessária... e eis que, no meio desse papo, interrompi: "Já entendi".

Na hora, me deu raiva da intenção daquela fala, então eu disse:

> Léo, leva esse recado de volta para o Ulysses. Diz que sou mulher, mãe, produtora dessa peça e não posso simplesmente sumir do mundo para uma personagem nascer. Essa personagem vai nascer enquanto existo em todos os papéis que preciso exercer. Vai nascer porque nós, mães, fazemos os filhos nascerem. Esse ator só conseguiu fazer isso porque tinha uma mulher lá do outro lado, dando conta da vida, dos filhos deles. Leo, você é homem, o

> Ulysses é homem; nessa peça, além de mim, só tem atores homens. Por isso é preciso falar de como é estar no meu lugar aqui.

Eu fazia a Karen, uma mulher que por meio da sua loucura desejava falar. Não queria ser silenciada. Eu também não seria silenciada, nem me deixaria comparar. E percebi de início que seria fundamental alinhar expectativas e limites nesse trabalho. Hoje sou amiga do Ulysses e desejamos voltar a trabalhar juntos, mas o processo com ele foi doloroso, já que havia pouco tempo para extrair um resultado que costuma levar um período maior para ser alcançado. Um dia fiquei tão mexida nos ensaios que cheguei a ficar fora de mim e quebrar a porta de um banheiro da sala do teatro. Em alguns momentos o processo de busca da personagem beirava o insuportável.

Por que eu quis fazer essa peça? Difícil responder racionalmente. Acho que estava querendo discutir as relações humanas sob a perspectiva daquela menina com esquizofrenia... A peça não era sobre a doença, era sobre as relações e os "muros" que se erguem no caminho delas. Algo que o Bergman propõe tão bem e tão a fundo em sua dramaturgia.

Era uma personagem complexa em muitos sentidos. Foram muitos desafios nesse processo; ultrapassei, inclusive, barreiras físicas. Eu trabalhava doze horas por dia nos ensaios. E o Léo Bertholini me ajudou a romper paradigmas impensáveis em minha expressão corporal. Ali percebi quantas possibilidades eu ainda tinha para explorar.

Topo tudo dentro de um trabalho artístico que me traga vida, que mexa com as minhas células, as minhas mitocôndrias todas. E desde esse espetáculo tenho plena consciência de que consigo encabeçar um projeto em que acredito e realizá-lo. E, nele, estarei em essência. É esse tipo de chamado que persigo.

É bonito ver o salto ornamental, que é algo que começa fora da água e continua lá embaixo, vai fundo. Para ficar incrível aqui em cima, você precisou ir lá nas profundezas, voltar e fazer aquele *show* lindo. Foi isso que fizemos em *Através de um espelho*. Ficamos em cartaz com essa montagem entre 2014 e 2015.

Foi muito difícil seguir sem o Giuliano, eu quis mesmo desistir, mas Carmem, sua mulher e também uma produtora de mão cheia, me disse: "Gabi, se pararmos agora vou enlouquecer". Depois que o Giuliano desapareceu, conseguimos ainda, com dificuldade, dar mais estrada a esse espetáculo, que terá também a assinatura dele para sempre.

18

Nova Iorque — A vida em família

Quando estava casada com o Jairo, falávamos sempre da possibilidade de morarmos fora do Brasil com as crianças, de podermos oferecer essa experiência para eles. Então, em 2015, ele veio com a proposta de fazermos de Nova Iorque nosso destino. A ideia era passarmos um ano por lá. As crianças dariam continuidade aos estudos, e eu e ele exploraríamos cursos e possibilidades em nossas respectivas áreas. Nova Iorque era o lugar perfeito para isso. Eu amo essa cidade e viveria essa experiência novamente, claro que hoje de outra forma.

Nesse período aconteceu o lançamento do filme *Ninguém ama ninguém por mais de dois anos* (2015), que reunia contos do Nelson Rodrigues, dirigidos pelo Clovis Mello. Foi muito bom fazer mais um "Nelson" em um trabalho tão bem cuidado.

Mas a verdade é que eu estava completamente voltada para nossa aventura familiar. Manu tinha 8 anos, e Fred, 3 quando embarcaram conosco para morar no sul da ilha, em Battery Park, um bairro residencial, superorganizado e com muitos estrangeiros. Pessoas que, como nós, estavam de passagem para viver uma experiência diferente. Existia um fluxo grande de gente do mundo inteiro nos arredores.

Meus filhos estudavam em uma escola pública, a *P.S. 89*, bem pertinho de casa; íamos a pé até lá. Na rotina, só podíamos contar uns com os outros, e isso foi o mais valioso da experiência, porque aumentou nossa conexão. Apesar de termos feito novos amigos, nós quatro nos bastávamos. Isso foi novo e poderoso. Éramos nossos apoios. Lá, não é tão comum que famílias contem com ajuda de funcionários para fazer as tarefas domésticas, como no Brasil. Por isso, nossa família cuidava de tudo, desde a comida até a limpeza do apartamento, até toda a logística com as crianças.

Nova Iorque é uma cidade muito diferente do restante dos Estados Unidos, porque é democrática, cosmopolita, inclusiva, um centro cultural, com coisas interessantes acontecendo 24 horas por dia. Também é uma cidade dura, difícil, mas as coisas funcionam, como os serviços públicos, por exemplo, e os transportes, que nos livraram do carro e seus custos.

O período que eu tinha absolutamente para mim era das nove da manhã às três da tarde, depois de levar meus filhos para a escola e até a hora de buscá-los. Nesse espaço, me programei para fazer cursos de intepretação como o Método Suzuki e uma imersão na Técnica Alexander no HB Studio. Estudando no HB conheci a Claudia Terry, uma professora de dramaturgia para alunos de 9 a 13 anos. Desse encontro nasceu a proposta para que eu fosse sua assistente nas aulas. Fiquei como ouvinte durante seis meses, auxiliando-a quando necessário. Foi nesse momento que começou a despertar em mim o desejo de dar aulas, ali ainda de forma intuitiva, mas essa é uma vontade que permanece até hoje.

Perto de completar um ano em Nova Iorque, decidimos estender a temporada por lá. Sentimos que um ano era muito pouco para uma mudança tão radical de vida. Era como se tivéssemos passado um ano entendendo o esquema, e queríamos entender o que gostaríamos de viver ainda por lá. Decidimos então ficar mais um ano.

Quando comunicamos isso ao administrador do prédio em que morávamos, ele nos deu a pior notícia possível: o apartamento já havia sido alugado, teríamos de sair. Por sorte, descobrimos que havia outro vago no mesmo prédio. Resumo da ópera: eu e o Jairo fizemos nossa mudança do nono para o vigésimo quarto andar literalmente no braço. As crianças ajudavam como podiam levando suas pequenas coisas. Foi um trampo inesquecível. Mas valia tudo para passarmos mais tempo naquela cidade.

Em junho, no final do ano letivo das crianças, veio o convite da Denise Saraceni e da Natalia Grimberg para fazer *Lei do Amor* (2016). Era uma participação curta e uma decisão muito difícil de ser tomada, porque eu teria de abandonar aquele "barco" nova-iorquino familiar durante um período para me dedicar a um trabalho que precisava fazer por ser contratada, mas que implicava uma logística quase insana. Precisei levar para Nova Iorque a Bina, minha funcionária há quase 20 anos, que havia ficado no Brasil, para dar suporte no período da minha ausência.

Ficou acertado que a emissora daria as passagens de ida e volta para que eu cumprisse um mês de trabalho no Rio de Janeiro, mas o tempo combinado não se cumpriu e acabei ficando à disposição da TV Globo durante três meses. Foi uma loucura. Fiz ponte aérea Rio-Nova Iorque durante esse trabalho.

Fiquei muito dividida entre fazer um bom trabalho na América do Sul e estar com a minha família no hemisfério Norte. A minha estada em Nova Iorque havia sido combinada com a TV Globo, mas veio esse convite no meio do caminho, que considerei afetivo por conta da direção, e não quis declinar. A que preço? Ficaram os aprendizados.

Do fim da participação da novela até o fim da experiência em Nova Iorque passaram-se dez meses, e nesse período vivi a cidade mais intensamente, com a sensação de que aquela jornada estava acabando e que o tempo passa muito rápido. Assisti a todos os espetáculos e filmes que pude, vivi as experiências mais nova-iorquinas com meus filhos: o Festival Cherry Blossom, no Jardim Botânico do Brooklyn, no final do inverno; viajamos de trem para Boston, Washington e a Filadélfia. Estivemos no Radio City para assistir às Rockettes, um espetáculo tradicional de Natal; fomos a muitos parques — Nova Iorque tem parques lindos — e museus, patinamos no Rockfeller Center e vivemos tantas outras experiências incríveis.

Conhecemos a gastronomia do mundo inteiro, a comida polonesa, a africana, a coreana, a vietnamita, a indiana... por lá existe essa pungência. Foi precioso viver isso em família. Nos despedimos da cidade em grande estilo, como se não houvesse amanhã e já com saudade. Sinto que saímos mais fortes, mais unidos, da experiência. Claro que ter podido oferecer isso aos meus filhos foi incrível, sensacional.

Depois estive em Nova Iorque algumas vezes a passeio. E em 2023 tive a experiência de voltar à cidade já escrevendo este livro, com a Brunna Condini e a minha cunhada Talita Younan. Era a primeira vez delas, e me senti feliz de poder apresentar esse lugar que amo para duas pessoas de que gosto tanto.

É impressionante como as memórias afetivas ganham vida imediatamente. Revisitei o prédio em que morei, reencontrei os porteiros com quem convivi, andei pelos meus lugares preferidos e me vi tão diferente daquela de anos atrás. Me senti reencontrando uma velha conhecida, mas ela não era mais a mesma, tampouco eu. Uma sensação de melancolia, saudade e, ao mesmo tempo, orgulho por ter me permitido viver tudo aquilo por lá. Me sinto íntima desse lugar.

Nova Iorque continua efervescente e parece um pouco abandonada em alguns aspectos. Mas ainda vibra lindamente. Escolho me demorar nos momentos raros. E a cidade que nunca dorme cada vez tem menos tempo para isso. Ela me atrai porque oferece o que não se esgota, porque sempre vai além do que se espera. Nova Iorque se espalha cada vez mais. Eu me concentro. Nossa relação prova que dicotomia também pode se traduzir em amor. *See you soon, New York*. Esse é um lugar em que sempre me sentirei em casa. Sempre terei Nova Iorque.

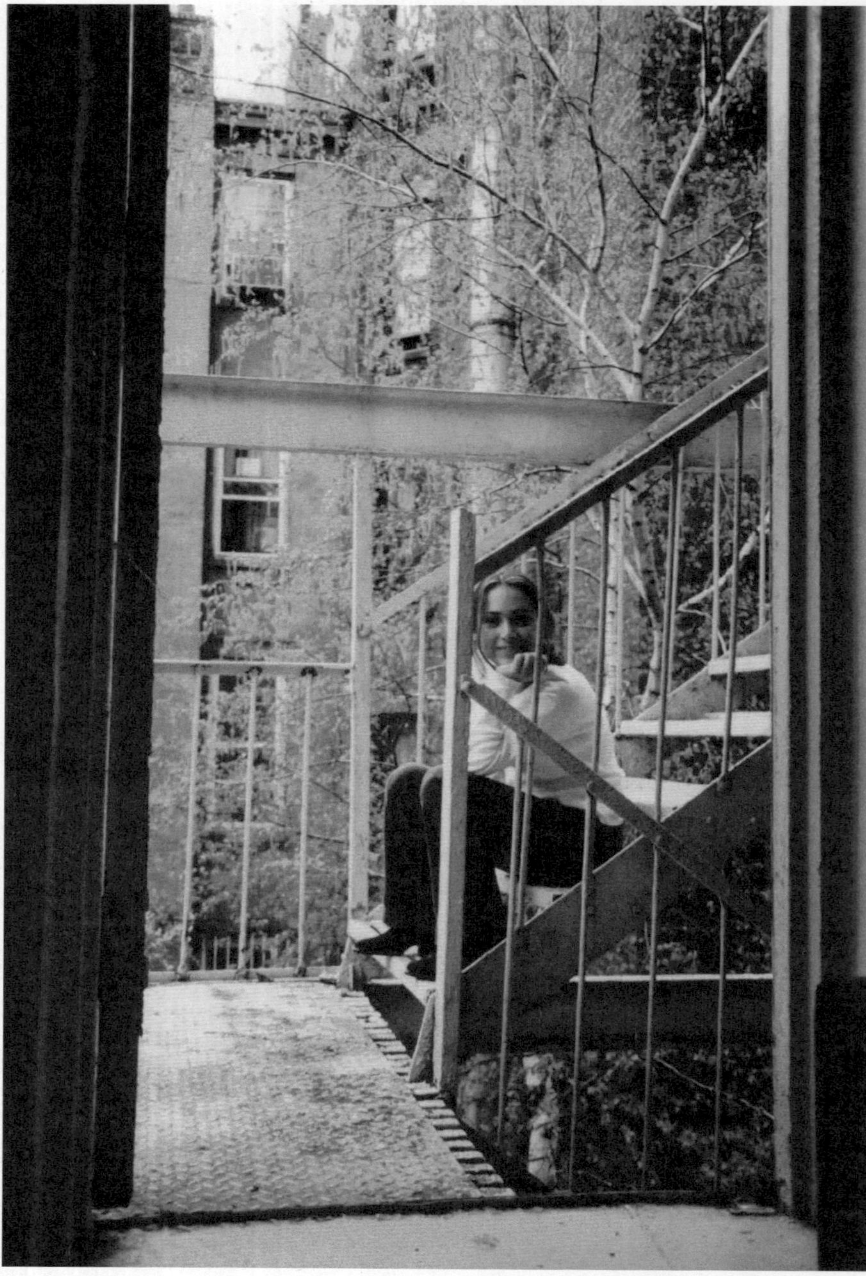

NY (20 aninhos). Orgulhosa e animada por ter, pela primeira vez na vida, um apartamento só meu. Era apenas um quarto e sala, mas também o início de uma fase repleta de desafios e aprendizados.
Acervo pessoal.

19

Julieta, uma feminista

Alguns meses após meu retorno de Nova Iorque, recebi o convite para fazer *Orgulho e Paixão* (2018). Essa novela me fez muito feliz, e a Julieta Bittencourt me tocou de forma muito profunda. Era uma mulher sofrida, só vivia de preto, tinha uma relação horrível com o filho e ao longo da história o público ia desvendando o porquê disso.

Estávamos em Vassouras para dar início às gravações, e quando me preparava para fazer a primeira cena da Julieta, já toda caracterizada, o Fred Mayrink sentou comigo e me disse que ela usaria uma mecha branca na frente do cabelo como uma marca pessoal. Parece pouco, mas é uma informação muito importante para uma atriz que está prestes a entrar em cena e já com toda uma ideia de composição. Essa mecha mudava muito a história de vida dessa mulher. Eu pensava: por que ela, tão nova, tinha essa mecha branca? E, se queriam fazê-la parecer mais velha, por que não escalaram uma atriz mais velha? Eu tinha 44 anos. Todos esses questionamentos aconteceram minutos antes do meu primeiro *take* como Julieta. Eu sabia que teria de confiar no Fred ao longo desse processo, precisava da ajuda dele para viver essa mulher tão forte e arquetípica.

Fred se colocou ao meu lado com muita sensibilidade, aliás uma sensibilidade que lhe é peculiar. Me pediu mais uma vez para confiar, dizendo que essa mecha tão determinante nela seria explicada ao longo da sua história. Ali já consegui sentir a força que a Julieta teria em minha vida. A forma como ela se apresentava era só a ponta do *iceberg*.

Em determinado capítulo, Julieta explicava que, depois de ter vivenciado tanto estresse, tantas violências, ter sido tão subjugada, acordou com a tal mecha. É uma marca. E uma marca que não fez ela lembrar somente do que viveu de ruim, mas também que sobreviveu, se fortaleceu e transformou. Isso tudo entre o final do século XIX e o início do XX.

Ela foi abusada das piores formas pelo marido, obrigada a se casar com esse cara, teve um filho fruto desse estupro. Esse marido morreu e ela herdou um império do café. Na verdade, não herdou nada, porque quem ajudou a construir tudo aquilo foi ela, era tão dona quanto ele. Julieta era empreendedora, destemida. Uma mulher que não se rendia ao machismo e não se deixava definir por suas tragédias. Se tornou uma peça ícone do feminismo na novela por ser exatamente quem era. Pensando na Julieta, percebo que identidade também é escudo e espelho.

Estamos no século XXI, e as mulheres ainda são subjugadas, violentadas, postas à prova. Mesmo com todos os avanços, ainda combatemos uma estrutura patriarcal com raízes profundas e danos de toda ordem. Mas não falo apenas de estatísticas ou manchetes: falo de mim.

Eu já estive nesse lugar. Já constatei que desempenhava papéis com o mesmo peso dramático que colegas homens e, mesmo assim, recebia menos. Aquilo que se naturalizou se tornou intolerável quando percebi que estava sendo avaliada não pela minha entrega, mas pelo gênero.

É nesse ponto que a personagem me atravessa: ao dar corpo às suas dores e contradições, percebi o quanto ela também falava de mim, de nós, mulheres.

Por isso, ao interpretar essa mulher, mesmo separada dela pelo tempo, não falava apenas de um texto ou de uma trama ficcional. Falava de uma história coletiva que, ao se entrelaçar com a minha, se tornou íntima. Foi nesse choque entre semelhanças e diferenças que entendi que o patriarcado não é um conceito abstrato: é o peso do olhar que nos mede, é a desconfiança sobre nossa competência, é o silêncio imposto quando ousamos reivindicar o que nos cabe. E é também a ousadia, cada vez mais inadiável, de transformar esse espaço em lugar de voz.

O patriarcado e seus desdobramentos influenciam diretamente na representação da identidade feminina, mesmo que a gente venha batalhando para colocar esse modelo no chão. Mas é justamente nesse terreno desigual que temos forjado algo poderoso: uma identidade construída com coragem, escolha e resistência. Cada mulher que se reconhece além dos rótulos, que se reinventa, que ocupa espaços antes negados, desafia esse modelo na prática. Essa é nossa revolução diária.

Nenhuma mulher deveria pedir permissão para ser quem é, viver o que deseja, repensar, ressignificar e, se quiser, mudar. Porque existir em liberdade também é poder recomeçar quantas vezes for preciso.

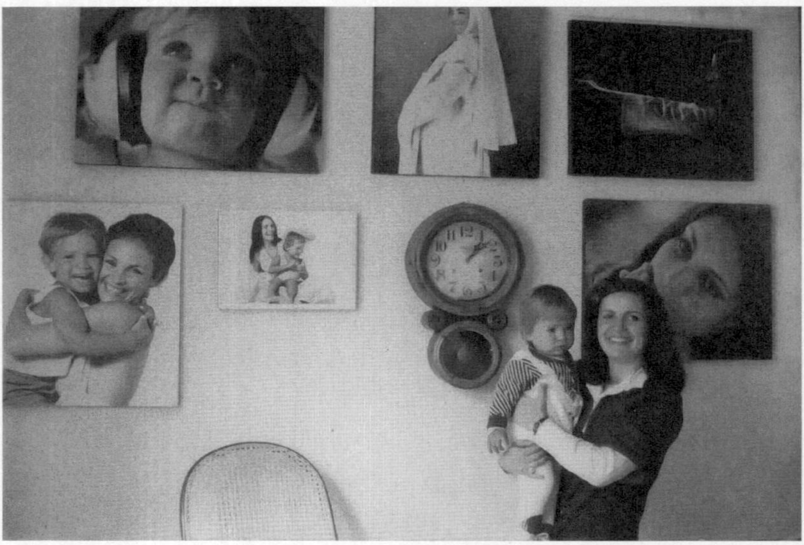

Tereza, minha tia querida. Linda, moderna e inteligente.
Acervo pessoal.

20

De como tudo mudou ainda mais

UMA SEPARAÇÃO NÃO ACONTECE DO DIA para a noite. É um processo longo. Foram alguns anos tentando reinventar a minha relação com o Jairo; um casamento de quase 20 anos tem altos e baixos, obviamente. Mas o questionamento que se dá de continuar ou não começa a acontecer quando percebemos que é preciso negociar tudo, que as coisas não fluem mais com tanta facilidade. E as negociações vão ficando cada vez mais complicadas, desgastantes e dolorosas em muitos momentos.

Namoramos cinco anos antes de nos casarmos. Na verdade, de percebermos que estávamos casados, porque nunca nos casamos oficialmente. Nos conhecemos trabalhando e não foi amor à primeira vista, acho que de nenhum dos dois lados. Foi uma relação muito diferente de tudo o que eu já havia vivido, até da minha personalidade mesmo. E foi a melhor coisa que me aconteceu, porque pela primeira vez entendi que estar com alguém não necessariamente precisava envolver aquela paixão avassaladora, aquela loucura que muitas vezes mais complica as coisas do que une.

Nos conhecemos fazendo uma capa de revista, eu a atriz convidada, e ele o fotógrafo. Fiquei impressionada com o trabalho do Jairo, sua sensibilidade, mas não passou disso. Depois de um tempo, nos reencontramos para outro trabalho juntos, e foi aí que bateu um sentimento diferente, achei ele interessante. Mas não sabia nada a seu respeito. O Jairo é um cara extremamente sério, concentrado no trabalho, então não nos conectamos muito.

Um ano depois eu quis ver as fotografias que fizemos nesse segundo trabalho, liguei para ele e marcamos. Dessa vez conseguimos conversar mais, nos conhecer melhor, tivemos uma conexão artística imediata. Dali para virar uma relação, foram mais uns três meses.

Estávamos juntos havia seis meses, eu tinha acabado de vender meu primeiro apartamento e estava procurando outro para comprar. Foi quando Jairo me convidou para morar com ele enquanto não encontrasse um lugar. Eu pensei: por que não? Estávamos apaixonados. Fui e foi muito bom. Os poucos meses viraram quatro anos de namoro, sem filhos, debaixo do mesmo teto.

Eu havia acabado de fazer *América*, e o Antônio Fagundes e o Daniel Filho me convidaram para fazer o espetáculo *As mulheres da minha vida*, do Neil Simon, uma peça linda e uma participação muito bacana; eu fazia a primeira namorada do personagem do Fagundes. Eis que estávamos em cartaz e eu engravidei da Manuela.

Trabalhar com o Fagundes foi uma experiência maravilhosa, por ser um homem de teatro e o público ser louco por ele. Mas foi bom enquanto durou. Eu não estava tentando engravidar, mas não estava evitando. Havíamos acabado de perder um bebê, momento muito sofrido para nós. Ali entendemos que queríamos muito um filho e deixamos rolar, até porque não sabíamos quando aconteceria. Depois de perder um filho, sempre rondam mil inseguranças.

Eu não quis falar da gravidez para ninguém de cara, tinha medo de ela não ir adiante. Durante os três meses em que estava grávida, a única pessoa que sabia era a camareira. Meu corpo foi mudando e ela ia "soltando" o meu figurino, um vestido de gala, lindo. Até que um dia essa camareira me disse que não havia mais o que "soltar" no vestido e eu precisaria revelar a gravidez.

Me comprometi a ficar até o momento em que a gravidez não afetasse minha *performance* no espetáculo, se quisessem. Afinal, era teatro, ficção, seria possível estender um pouco o trabalho. A barriga só não poderia começar a aparecer, porque a personagem era virgem.

Acabei sendo substituída de cara, acho que rolou um ressentimento. Mas esses sentimentos se diluem no tempo, paciência. Até me desculpei pela situação, mas não podia me desculpar por estar experimentando um dos momentos mais felizes de minha vida.

A vida seguiu, eu e Jairo estávamos começando nossa família. Quem nos casou foi a Manu, existindo, nascendo; ela nos deu essa noção real de núcleo familiar. Nunca quisemos assinar um papel. Aliás, assinamos, sim, por questões meramente burocráticas, um documento de união estável. Confesso que em alguns momentos até passou pela minha cabeça oficializar, fazer uma cerimônia ou uma celebração, pelo ritual, mas depois sempre me dava uma preguiça e vinha a pergunta: para quê? Não era um sonho do casal. E essa foi a melhor decisão tomada, porque na relação não tinha nada além de nossa vontade de estarmos juntos. E de ter nossos filhos. Dois, porque, cinco anos depois da Manu, veio o Fred.

Decidimos ter o Fred depois que acabou *Passione*. Fizemos uma viagem incrível para Israel, e coloquei no Muro das Lamentações o desejo de nosso segundo filho. Ali tive muita certeza de que isso aconteceria, porque nunca havia sentido uma energia parecida com a que experimentei naquele momento. Saí de Israel muito apaixonada pelo lugar e engravidei do Fred pouco tempo depois da volta para o Brasil.

Por isso, mesmo separados, decidimos manter uma viagem programada com Manu e Fred em 6 de outubro de 2023. Queríamos que eles conhecessem o lugar e a cultura da sua família paterna. Mas chegamos em um dia e a guerra no Oriente Médio começou no dia seguinte. Foi uma experiência aterrorizante, e sou grata por termos conseguido sair de lá bem. Depois de tanto tempo de guerra entre Israel e o Hamas, não sei que tipo de Israel meus filhos conhecerão um dia. Ou se terão o desejo de voltar.

Depois dos filhos o casamento entra em um novo ciclo, uma fase bem decisiva. Filhos exigem a necessidade de uma comunhão de valores para a criação conjunta. E aí, cada um tem a sua bagagem. Cada um revira o que traz em si e leva para a educação deles, e com isso podem rolar momentos mais delicados na convivência. Cada um com sua identidade e tudo o que a constitui, ali, presente, defendendo o que julga melhor.

Depois de muitos anos juntos, a gente muda, o outro muda. Isso não é bom ou ruim, é a história individual, que vai de encontro à história do casamento. Depois que o Fred nasceu, fizemos nossa primeira terapia de casal e fomos em frente. Tínhamos um casamento longo a essa altura, com tudo de bom que esses anos trazem, e por outro lado com a "corda esticando" no que diz respeito às negociações e às visões.

Tenho a tranquilidade de dizer que fizemos tudo o que estava ao nosso alcance para tentar restabelecer nossa conexão. Mas até o "que está ao alcance" de cada um acontece de formas muito particulares. Somos pessoas muito diferentes. Me questionei bastante se deveria mesmo me separar. Talvez, pelo Jairo, por sua história familiar, as coisas em que acredita, teríamos insistido mais. Mas no fundo sabíamos que um casamento longo, para se sustentar, teve todas as tentativas, toda a manutenção possível. E chegamos a uma fase que não tinha mais ponto de retorno. Quando terminou *Orgulho e Paixão*, a ficha caiu com força: a vontade de ficarmos juntos como casal não existia mais.

É um processo. Decidimos concretamente sobre a separação perto do Natal de 2021. Ainda estávamos vivendo a pandemia, que pode ter acelerado essa nossa movimentação, com a convivência intensa e toda aquela atmosfera. Em determinado momento, não dormíamos mais no mesmo quarto, havia interesses diferentes, de ordem prática mesmo, como um querer ler, ficar de luz acesa, e o outro não. E tinha muita tensão no ar, o medo de pegar aquele vírus; Jairo tinha muito medo. Foi um momento louco e complexo.

Tivemos uma conversa muito difícil de se ter, talvez por isso minha memória dela seja um tanto fragmentada. Não conseguíamos falar para os filhos que era necessário colocarmos um ponto-final em nossa história. Estávamos na Fazenda Boa Vista, onde tínhamos casa, no interior, e resolvemos fazer a separação total de corpos, porque a separação emocional e intelectual já estava estabelecida. Foi doído, eu sabia que perderia uma referência importante. O Jairo era um "espelho" duro, mas muito amoroso.

A preocupação era como e quando contar para nossos filhos. Como ele sempre foi pragmático, disse apenas: "Vamos falar e pronto". Sem grandes preparações ou climas. Chamamos os dois separadamente. A conversa começou com o Jairo falando para o Fred: "Quem você acha que é minha melhor amiga?". Sem entender muito a pergunta, porque não tinha contexto, nosso filho ficou sem responder. E Jairo continuou: "Minha melhor amiga é a sua mãe". E disse que, a partir daquele momento, eu e ele teríamos cada um a sua casa, mas que continuaríamos muito amigos e pais dele e da Manu. Nos abraçamos, enquanto aquele menino de 9 anos digeria a informação. Fred não chorou naquele momento e, passados quinze minutos, estava brincando.

Para a Manu já pareceu mais difícil de cara, ela não reagiu muito bem, ficou três dias mal. Tinha 14 anos e uma noção real do quanto a vida mudaria dali por diante. Conversamos muito com ela, que foi ficando melhor e aceitando. Passados alguns meses, tivemos de segurar a onda do Fred. Um tempo depois, os dois perceberam que minha relação com o pai deles não acabou, só se transformou. Que sorte a nossa e dos nossos filhos que nossa parceria tem se mantido firme.

Vivi bem o luto da separação. Nos primeiros meses você vai no automático, segue sem a pessoa ali, mas em uma inércia, uma espécie de torpor, porque a ficha demora a cair. É nesse momento que as pessoas perguntam como está e você responde: "Estou bem". É automático e pronto. Mas não está. Não está nada bem.

Depois, vem a sensação de perda, porque a pessoa está viva, mas não está mais em seu mundo. Senti medo, me senti perdida. Dividíamos todas as tarefas, e algumas funções eram tão compartimentalizadas que chegava a ponto de eu nem saber do que se tratava. Por isso, algumas funções eu simplesmente não tinha ideia de como fazer. E agora todas as atribuições eram apenas minhas. No pacote da separação vinha também aprender a me virar completamente sozinha. Já haviam se passado seis meses e eu comecei a sofrer muito. Precisava construir novas referências e estava sem energia para isso. E o sofrimento, esse luto, é incômodo. As pessoas ficam muito incomodadas ao redor. Te incomoda também, mas você não tem opção.

As pessoas acham que você deve seguir a vida e pronto, mas você só quer chorar e sofrer... Fiquei com fobia social. Como temos guarda compartilhada, existiram momentos, quando nossos filhos iam ficar com Jairo, em que eu ficava sem saber o que fazer com tanto tempo livre, mas fui entendendo que me ocupar só de mim era um privilégio a ser usufruído. E fui me ocupando disso.

Mantivemos nossa decisão, porque era honesta, não queríamos voltar. Depois desse momento, fui percebendo que ia sobreviver, a gente sobrevive.

Hoje posso dizer, seguramente, que estou muito mais fortalecida. Assim como o casamento me fortaleceu, a separação me potencializou. Conheço lugares meus agora que só estando comigo na dureza, como estive, conseguiria conhecer.

Estava reformando por dentro e quis reformar por fora. Em 2023 transformei todo o apartamento em que moro com meus filhos, fiquei oito meses em outro lugar por conta das obras. Decidi que precisava investir na minha infraestrutura. Foi um ano que exigiu de mim uma energia hercúlea para me tornar inteiramente a produtora executiva da minha vida.

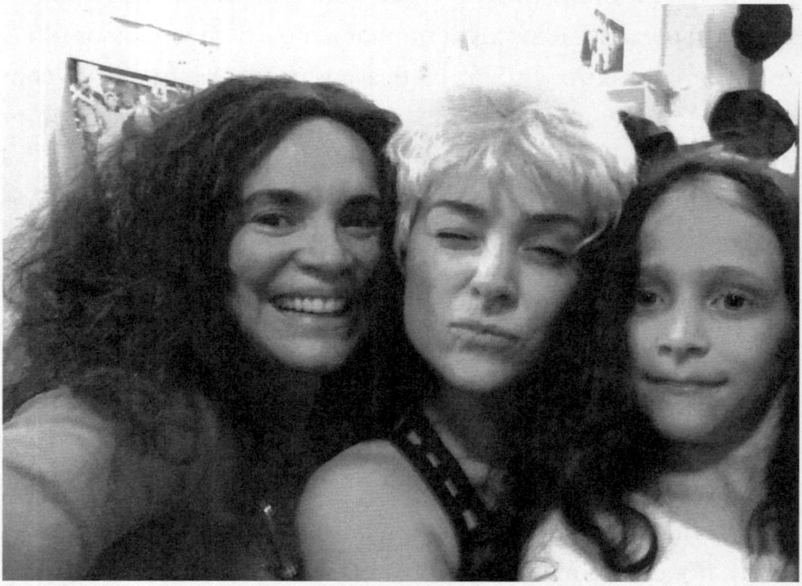

Acho que ela (Manu) aprendeu direitinho com a mãe e com a avó. A gente adora dar risada juntas.
Acervo pessoal.

21

E no meio do caminho tinha uma guerra

Após 20 horas de voo, chegamos em Israel, em 6 de outubro de 2023, à tarde. Estávamos cansados, mas empolgados com a viagem. Então, deixamos as malas no hotel e fomos conhecer o bairro em que ficamos, em Tel-Aviv. A 200 metros do hotel havia uma praia, com um pôr do sol incrível, depois comemos um peixe delicioso, estava um astral ótimo.

Fiz imagens lindas de nossa chegada em família, mas, como primeiro vivo e depois posto, guardei-as. Estávamos encantados. Eu sentia que era a possibilidade de ver aquele lugar que eu já conhecia e amava, através das descobertas dos meus filhos.

Dormimos por volta das 21 horas, horário local, para tentar entrar no fuso. Na manhã seguinte, acabei levantando cedo e deixei Manu, que dividia o quarto comigo, dormir mais. Era por volta de seis e meia da manhã em Tel-Aviv quando abri a janela do quarto e ouvi uma explosão. Achei estranho, vi uma fumaça depois, mas em momento algum passou pela minha cabeça que aquilo poderia ser algo tão grave.

Mesmo que eu tivesse pensado em algo como um míssil caindo, eu sei, por conta do meu interesse pelo país, que quando mísseis passam para Israel e não são interceptados e destruídos pelo Domo de Ferro,* o sistema de defesa antiaéreo israelense, eles já chegam com menos força, principalmente em Tel-Aviv, que fica no centro.

Segui com a programação e fomos tomar café. Desci com Manu, e Jairo, que dividia o quarto com Fred, desceu com nosso filho. O clima no salão de café da manhã estava estranho. Comecei a observar os funcionários do hotel e achei o comportamento deles igualmente estranho, mas, como o serviço seguia, continuamos nossa refeição.

Até que bati os olhos em uma menina. Era uma atendente do restaurante, que estava isolada falando ao celular, demonstrando uma tensão mais explícita. No entanto, em momento algum eu liguei aquela menina com rosto apavorado ao barulho que havia ouvido da janela do quarto. Estar no local de uma guerra não é algo que se imagine.

Fiquei incomodada, fui até a tal funcionária e perguntei se estava acontecendo alguma coisa. A menina levantou os olhos e disse: "Está acontecendo uma coisa muito grave. Começou uma guerra". E eu: "Como assim uma guerra?". Ela repetiu a informação, diante da minha perplexidade, e completou: "O país foi invadido pelos terroristas. Não saiam do hotel, porque não se sabe quantos terroristas infiltrados há em Israel".

---

* Sistema de defesa antiaérea desenvolvido pela Rafael Advanced Defense Systems, uma empresa de Israel.

Voltei para a mesa, e, como não queria alarmar nossos filhos até ter mais informações, só disse para o Jairo: "Tem uma coisa seríssima acontecendo aqui". E ele: "Sim, já percebi". Nessa comunicação cifrada, já entendemos que precisávamos agir rápido para lidar com a situação. Jairo foi falar com nosso guia no quarto dele. Eu fui para o outro quarto com a Manu e liguei a TV no exato momento em que Benjamin Netanyahu, primeiro-ministro de Israel, fazia seu pronunciamento: "Cidadãos israelenses, estamos em guerra". Meu Deus, aquilo estava acontecendo de verdade.

Na sequência, as imagens dos jovens que estavam no festival de música eletrônica realizado no deserto de Negev, a cinco quilômetros da barreira entre Gaza e Israel, ficavam sendo repassadas em *looping* na TV. Até hoje, se fecho os olhos, vejo alguns rostos e o pavor daqueles jovens. Principalmente o de uma menina que foi levada. Parecia um filme de terror, não podia ser real. Mas era. Israel sempre foi uma "panela de pressão", mas nunca pensei que estaria ali, vendo aquilo acontecer.

A Manu, que estava comigo ouvindo as notícias e fala inglês, já sacou o que se passava. Ela teve um início de crise de pânico e eu tentei acalmá-la. Jairo bateu na porta do quarto e me falou da conversa com o guia, que o deixou realmente alarmado com a gravidade da situação. Ali me senti saindo um pouco do corpo, mas não havia tempo para assimilar, tocou a primeira sirene e tivemos de descer para o *bunker* do hotel. Peguei Manu, e Jairo foi até o quarto buscar o Fred, que não tinha se dado conta de nada até então. Eram oito andares escada abaixo, e, como o *bunker* ficava ainda quatro andares abaixo da recepção, havia um total de 12 andares para descermos. Não podíamos usar os elevadores por medida de segurança. Foram cerca de 15 subidas e descidas para o *bunker* nesse mesmo dia.

Em uma dessas descidas, reparei que havia um homem que sempre estava com uma mala. Perguntei por que descia com sua mala, e ele me disse: "Porque estou procurando um voo para sair daqui para qualquer lugar. A única possibilidade agora é o aeroporto, porque essa guerra vai longe. E tem que tentar uma companhia aérea local, porque nenhuma companhia internacional vai operar neste momento". Esse homem apontou o caminho de sobrevivência, já que, até então, estávamos indo pelo caminho lógico, tentando antecipar a viagem para Roma, onde faríamos a escala de volta ao Brasil. Mas em uma guerra as lógicas desaparecem.

Nosso agente turístico, o Jayme, confirmou a informação de que as companhias internacionais não operavam mais, e fomos em busca de voos nacionais. Mas não éramos os únicos a querer sair de lá, então não foi fácil conseguir. Tentamos a FAB, mas não obtivemos resposta. Seguimos batalhando, nós e Jayme, pela nossa saída, em estado de alerta constante. Me dei conta de que não conseguiríamos sair com a ajuda do governo brasileiro, que não havia previsão para as companhias internacionais voltarem a operar e que os voos israelenses estavam concorridíssimos.

Até ali, eu não havia tornado pública nossa viagem, mas naquele momento achei importante. Nosso país precisava saber que estávamos ali. Então fiz uma *live* no Instagram relatando toda a situação, dizendo que eu estava em Israel com os meus filhos e o Jairo, no meio de uma guerra. Era um pedido de socorro.

No domingo, dia 9, Jayme disse que havia conseguido um voo para nós; sairíamos no dia seguinte de Israel com destino a Praga, na República Checa. Nosso guia, o Thales, fez questão de nos levar, não queria que fôssemos de táxi. Aliás, nunca poderemos agradecer tudo o que ele fez por nós. Até hoje mantemos contato para saber dele e de sua família. Quando estávamos no *lobby* do hotel aguardando o Thales, o Jayme ligou e disse que nosso voo tinha sido cancelado. A vigília continuou.

Na segunda-feira, Jayme ligou e informou que já estava com os bilhetes emitidos para Praga. Chegamos no aeroporto às 17 horas, e nosso voo estava previsto para as 22h30. Foi no aeroporto que o medo realmente tomou conta de mim. Nunca havia visto tanta gente aglomerada em um espaço assim. Filas imensas, confusão, tensão e pânico. Ninguém queria ficar para trás. Nesse meio-tempo, enquanto aguardávamos, recebi em um grupo de WhatsApp que tinha aqui no Brasil a mensagem: "O Hamas vai atacar o aeroporto Ben Gurion". Eu só rezava. E aguardava nosso voo com esperança.

Chegou a nossa vez na fila de embarque, e o funcionário nos disse que só havia dois lugares para nós naquele voo. Mas só sairíamos dali todos juntos. O Thales falava hebraico fluentemente, entrou em ação e brigou por nós. Torcemos por aquelas duas vagas que não existiam ainda, caso alguém desistisse ou mudasse de ideia. Me fixei naquele funcionário da companhia aérea e tentava ler o que se passava, se conseguiríamos ou não. E rezava. A essa altura, já eram duas da manhã e o embarque estava quase terminando. O funcionário da companhia saiu do balcão e perguntou se ali tinha mais alguém para aquele voo. Eu rezava. Precisávamos daqueles lugares. Ninguém se pronunciou. Silêncio do funcionário, que voltou para o balcão e nos chamou, com quatro bilhetes em mãos.

Choramos juntos, choramos com Thales, e nos despedimos dele com o coração na mão. Entramos naquele avião rumo a Praga, gratos, emocionados, exaustos e ainda sem digerir nada daquilo. Thales salvou a nossa vida. Por saber perfeitamente se comunicar na língua local, e também por saber como tudo funcionava ali, não recuou.

O voo saiu protegido por caças, como eles fazem no espaço aéreo. A tensão foi dando lugar ao alívio. Queríamos acreditar que estávamos seguros. Pelo menos atravessamos tudo aquilo juntos.

Quando o avião subiu, vi a lua cheia da janela e percebi que tínhamos saído do espaço aéreo israelense. Senti uma emoção que não sei descrever, o corpo deu um *bug*. Chegamos a Praga às cinco da manhã. Ficamos lá por quatro dias. Seguimos para Roma e três dias depois conseguimos embarcar para o Brasil, o lugar onde mais gostaria de estar.

22

De como nada será como antes

HÁ ACONTECIMENTOS QUE ATRAVESSAM A NOSSA vida e se tornam marcos no tempo. Sempre existe um *antes* e um *depois* deles. Muitas vezes, nem é o fato em si que pesa mais, mas a forma como ele nos obriga a enxergar a realidade: aquilo que parecia garantido se revela frágil, o que parecia distante de repente se torna urgente. Em 2023, repensar meu caminho profissional se tornou urgente.

Foi nesse ano que eu e a Globo entendemos que não renovaríamos o contrato. Pensei: "Ok, acabou esse ciclo". Afinal, já não estava sendo convocada para trabalhar havia algum tempo, então parecia natural deixar a vida seguir. Mas, enquanto tentava elaborar tudo isso de forma objetiva, também me peguei pensando: "Caramba, acabou mesmo esse contrato. E agora?". Senti, de repente, o impacto da autonomia gigantesca que estava por vir, afinal, foram 35 anos de vínculo ininterrupto.

Tive uma longa relação com a emissora e fui feliz em muitos momentos, fiz trabalhos que marcaram a minha carreira, que me mantiveram no exercício da profissão, me levaram para o grande público. A tudo isso, gratidão. A eles e a mim, claro, que sempre fui uma profissional dedicada. Então essa troca funcionou bem em muitas fases da minha carreira. Mas infelizmente sinto que nosso desligamento ou nosso "até logo" aconteceu em uma espécie de limbo.

Depois de *Orgulho e Paixão*, fui chamada para fazer *Além da Ilusão*, outra novela das seis, escrita pela Alessandra Poggi. Faria Heloisa, uma mulher sofrida, dura, que teve a filha sequestrada no nascimento. Enfim, uma personagem bem parecida com a Julieta. Mas quando o Pedro Vasconcelos, o então diretor da novela, conversou comigo, fui entendendo nuances interessantes do papel e tive o desejo de estar nesse trabalho. Veio a pandemia e as produções "subiram no telhado".

Quando a novela voltou a ser tocada, em meados de 2021, recebi um telefonema do diretor de elenco me informando que eu não estava mais no elenco. O Pedrinho também saiu da direção-geral, além de vários outros atores já escalados. No meu lugar entrou outra Duarte, a Palomma, com um *physique* muito parecido com o meu. Ossos do ofício: muda a direção, a equipe pode mudar. Fato é que aquilo ali me acendeu um alerta. Faltava pouco tempo para terminar meu contrato e já me tiravam de uma novela. Segui tentando entender por que continuava não sendo usada, mesmo sendo uma atriz da casa.

Fui em busca de uma conversa com o Ricardo Waddington, na época o responsável por todo o entretenimento da Globo. Conheço o Ricardo há muitos anos, ele me dirigiu no teste do Faustão para *Top Model*, começamos juntos nossas carreiras. Anos mais tarde, também me dirigiu em *Por Amor*. Eu queria conversar com ele para entender as possibilidades, porque, afinal, ainda havia mais dois anos de contrato para cumprir e, aparentemente, nenhuma perspectiva de trabalho. Após nossa conversa, entendi que não havia interesse da emissora em renovar meu contrato.

Não tive outras conversas com a Globo e fui me abrindo para entender como funcionaria esse universo mais autônomo dali para a frente. Precisava trabalhar, não tinha mais um empregador que me demandasse. Dava medo, mas, ao mesmo tempo, que coisa boa é ser dona dos seus próprios caminhos. Pode até parecer contraditório, mas minha confiança em mim estava restaurada. Aquela ruptura era a crônica de uma liberdade anunciada, e a concretização disso me deu paz para seguir.

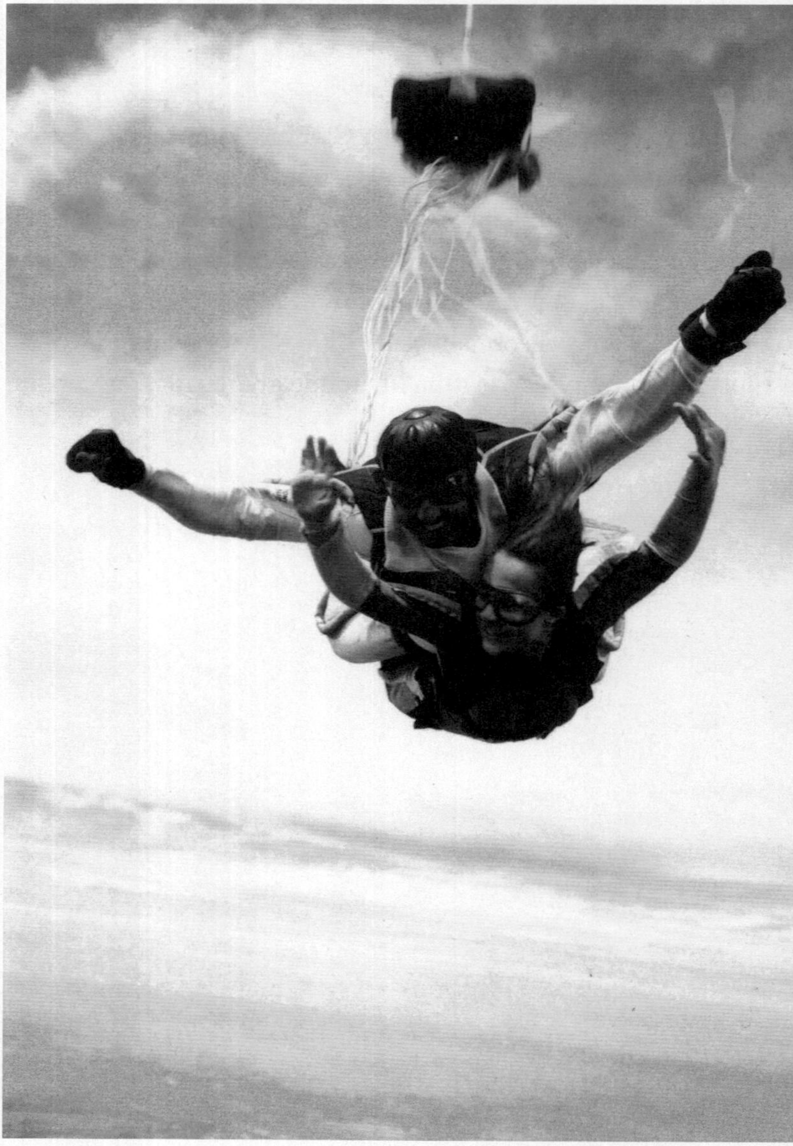

Aos 18 anos, louca por adrenalina.
Acervo pessoal.

23

Para Manu e Fred, com amor

Tenho filhos que foram muito desejados e são muito diferentes entre si. Procuro viver a maternidade em todas as possibilidades que ela me oferece, porque acredito que esse meu olhar faz a diferença na vida da Manu e do Fred. Mas é responsabilidade, é trabalho árduo, é sentinela constante, é exaustão, é recriar-se e, acima de tudo, é sentir um amor colossal, que mais parece, como dizem por aí, que nosso coração sai batendo fora do peito, desejando acompanhá-los aonde quer que vão. E protegê-los de todo o mal, amém.

Mas sabemos que isso é ilusório, poesia de coração materno. Porque, na realidade, o melhor que posso fazer como mãe é tentar dar instrumentos para que tentem lidar, da melhor forma possível, com o que aconteça em suas vidas. Nunca superprotegi filhos porque confio que precisam ter suas próprias experiências e descobertas, mesmo que isso doa em mim muitas vezes. Dizem que os criamos para o mundo, não é mesmo? Eu os crio para que sejam eles mesmos. Para que se desenvolvam da forma mais saudável possível. Física, emocional e intelectualmente.

Tento ser a mãe suficientemente boa que consigo, dando para os dois amor, uma estrutura, apoio, limites, muita conversa e memórias para que nunca se esqueçam da conexão única que temos. Inabalável. Mas quero que exercitem suas autonomias, se experimentando na vida, encarando o que é bom, fácil, mas também o que é doloroso, desafiador, porque tudo isso está incluído em existir.

A experiência de cada um é única e intransferível. Então olho para a Manu e a enxergo verdadeiramente, da forma absoluta com que ocupa os espaços, com sua grandeza, na pessoa que é, em seus sentimentos intensos, na sua criatividade, em sua luz e sua visão, que também me faz ver diferente o mundo que habito. E me permito.

A vivência com Fred tem muito humor; aliás, meus dois filhos têm humor, é algo nosso. Mas o Fred é muito engraçado. Tem uma sabedoria que veio com ele nesta vida — claro, com todo um caminho a desenvolver, já que ainda é uma criança. Mas tem uma temperança, um bom senso e uma espécie de firmeza no que deseja que me impressiona. É atencioso, generoso, faz o melhor ovo mexido que já comi, prepara uma massa gostosa e brigadeiro de panela de sobremesa. E me inspirou a surfar, já que está, literalmente, nessa onda agora.

Sempre os encorajo a desenvolverem sua autenticidade, a refletirem sobre suas escolhas, e a compreenderem que a vida é sobre as pequenas glórias diárias, bem mais do que essa felicidade constante que nos vendem por aí. Desejo do fundo do meu coração que possam viver suas potencialidades e encontrar seus propósitos, entendendo e oferecendo ao mundo o que vieram fazer aqui.

Constantemente, sou "acusada" por eles de ser a mãe natureba, que pede que mastiguem bem a comida, que a última chuveirada do banho seja com água fria, que não bebam refrigerante, muito menos energéticos, e que não abusem dos doces e do *fast-food*, porque nosso corpo é nosso templo, e temos de ofertar a ele o máximo de respeito... e todo o blá-blá-blá de uma mãe ariana.

Eles também não gostam quando estão com dor de barriga ou dor de garganta, ou qualquer outra dor, e, em vez de oferecer logo um remédio, ofereço o que chamam de: "Lá vem ela com suas poções mágicas". O que normalmente é uma massagem, um chazinho ou um *reiki* caseiro. Fazer o quê? Essa é a mãe que eles têm.

Torço para que consigam se ver como os vejo. E que se conheçam e abracem suas identidades, entendendo que isso sempre os fortalecerá, sendo sua verdadeira bússola, aconteça o que acontecer.

Tudo o que uma mãe deseja é que seus filhos sejam felizes? Sim, mas eles não serão o tempo todo, faz parte. É como escreveu lindamente Guimarães Rosa: *"O correr da vida embrulha tudo*, a vida é assim: esquenta e esfria, aperta e daí afrouxa, sossega e depois desinquieta. O que ela quer da gente é coragem". Coragem, meus filhos!

Manu e Fred, eu ainda estou por aqui para dizer isso tudo, mas, quando não estiver mais, quero que lembrem:

Manu,

Eu sonho com você desde sempre.

Se alguma vez desejei algo com tanta força, esse "algo" foi você.

Digo isso porque antes de te ver materializada em meus braços já te via nos meus sonhos, depois te sentia na barriga, conversava com você, vibrava a cada chute e soluço que você dava.

Hoje você sabe que passei por uma perda dolorosa e assustadora, mas não quero que você se sinta mal por isso.

O que importa é que você aconteceu. Você.

Você me ensina desde sempre, e eu acho isso tão potente.

Porque desde que nasceu venho acreditando que te educo. Falo, falo de novo, tento por aqui e por ali, depois falo novamente.

Vivo entoando mantras na tentativa de te mostrar aquilo que acho que é certo. É o meu papel de mãe, tenho certeza de que terei o aval de todas as mães leitoras aqui, mas cada vez mais venho me perguntando: será que preciso falar tanto? Ou será que tenho que falar menos e ouvir mais?

Esse aprendizado foi doação sua.

Ao longo das nossas vidas juntas, tenho me deparado com muitos desafios. Mas eles são mais meus do que nossos, tenho plena consciência disso.

A estrada que construímos até aqui é de uma beleza emocionante. Não existe caminho que não tenha buracos, curvas perigosas e lombadas.

Não existem caminhos que muitas vezes não pareçam verdadeiras montanhas-russas, daquelas bem radicais.

E o nosso tem tudo isso, mas também tem curvas leves à direita e à esquerda, asfalto bem pavimentado e, principalmente, paisagens de tirar o fôlego de tão maravilhosas.

Você vem se tornando uma mulher forte, de caráter firme e personalidade tanto doce quanto irascível... coisas de quem sabe exatamente o que quer.

Lembra do que eu te chamo? Minha "oncinha". É isso que você se torna quando as coisas não saem como planejou: e precisamos negociar, e conversar, e colocar vários pingos nos "is", mas a menina amorosa que mora em você não consegue se esconder de mim e das pessoas que te cercam.

Estou e sempre estarei aqui para te apontar caminhos, e, se você não quiser segui-los, pode ser sua identidade falando. E então eu saberei que fiz um bom trabalho como mãe.

A boa e velha mãe Gabidu, aquela que também insiste em perseguir o que considera o mais valioso. Identidade, consciência e liberdade.

E para você, meu menino, escrevo:

Fred,

Eu já estava desesperada por você quando precisei adiar os planos da sua chegada um pouquinho. Naquele momento, estava há quase quatro anos sem trabalhar na TV quando fui convidada para viver a Jéssica em *Passione*. De repente, me vi diante de um dilema que tantas mulheres atravessam: como conciliar o desejo de maternar com a necessidade de seguir trabalhando e se realizando na profissão.

Deus foi generoso comigo. Esse trabalho me trouxe de volta a uma alegria que eu ainda não conhecia em cena:

o humor, a leveza, a graça do riso. Eu me entreguei a isso com toda a intensidade e fui muito feliz. Mais feliz ainda porque já levava você dentro de mim. Subi ao palco do Copacabana Palace para receber o Prêmio Contigo de Melhor Atriz Coadjuvante pela minha "adorável maluquinha" com você na minha barriga, como se estivéssemos estreando juntos. Esperei sua chegada como uma criança espera o presente de Natal, com ansiedade, brilho nos olhos e fé. E você veio mesmo perto do Natal, no dia 17 de dezembro, enchendo minha vida de luz.

Aquela virada de ano foi a mais especial que já vivi: eu, você, seu pai e a Manu. Senti, pela primeira vez, o que era completude. Desde então, nunca mais deixei de sentir. Com a sua chegada, o amor ganhou uma dimensão que me transborda até hoje.

Agora, você está pré-adolescendo, crescendo, descobrindo-se, e eu também atravesso uma fase de mudanças, me reinventando no meu trabalho e encontrando novos caminhos para vibrar minha missão. É um tempo demandante para mim, eu sei, mas também muito bonito, porque, assim como no começo, seguimos aprendendo juntos.

Por isso, meu filho, peço que nunca se esqueça: o amor sempre foi, e sempre será, o nosso farol. É ele que guia cada passo meu ao seu lado e ao lado da sua irmã. Confie. Vai dar certo. Eu sempre estarei por perto. E quanto mais feliz eu for como mulher e profissional, mais feliz também poderei ser como mãe, para você e para a Manu.

Amo nossos momentos juntos, seu humor sagitariano, seu foco no que deseja e esse sorriso que ilumina tudo.

Desejo que continue esse menino bacana, íntegro e determinado. Que Deus e a leveza te guiem, meu filho, em busca da realização dos seus sonhos, nos caminhos que escolher. Aproveita a jornada!

Com todo o meu amor,

Mamãe

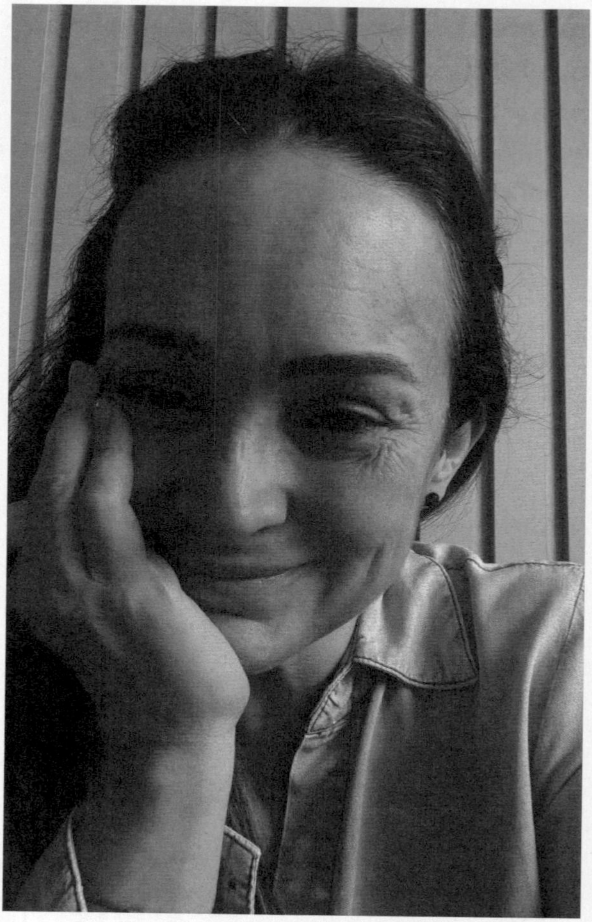

Depois de escrever para os meus filhos.
Precisa dizer algo mais?
Acervo pessoal.

24

As mulheres da minha vida

Regina Blois Duarte. Maria José Prado (Zezé). Rosali Pagano (Zali). Tereza Maria Duarte (tia Tetê). Rita Avellar Coelho de Souza (Rita). Dulce Blois Duarte (vovó Dulce). Ruth Camargo Cunha Franco (vovó Ruth). Essas são mulheres que me formaram, maternaram comigo. Foram minha base e são referências fortes que carrego em mim até hoje.

Valorizar o papel fundamental que essas mulheres tiveram e têm na minha vida é homenagear o feminino em essência. É honrar a ascendência e o parentesco escolhido com o coração.

É me emocionar profundamente quando revisito a minha Zezé, que era afeto puro, amor incondicional. Zezé cuidou de mim desde que nasci, me criou com a minha mãe. Ela partiu quando eu tinha 28 anos e até hoje é difícil olhar para um mundo em que Zezé não está. Mas ela vive em tudo que deixou. E nos meus sonhos. Mas não sonho frequentemente com ela. Na verdade, tive um único sonho com Zezé que me marcou muito. Aconteceu um ano após sua partida.

Sonhei que estávamos em Paris e que ela coordenava uma confecção de roupas. Eu chegava e procurava por ela: "Oi, quero falar com a Zezé". Daí vinha uma pessoa e falava: "Zezé? Ah, você deve estar querendo falar com a Zizi. Um momento que vou chamar". Zizi, no meu sonho, devia ser a versão da Zezé francesa. E, no tal sonho, eu olhava através de um vidro e lá estava ela: com uns 30 anos, linda, altiva, cheia de energia. Mas não me tratou com a intimidade que tínhamos. Me frustrei e insisti: "Zezé, sou eu! Sou eu, sua Gabi!". Ela sorria com serenidade e continuava suas atividades. Acordei aos prantos, mas entendi rápido que Zezé veio me dizer que estava bem, nesse outro "lugar". Ela estava em paz, e eu fiquei mais em paz.

Zezé foi uma referência potente de afeto e esteve presente em boa parte da minha vida. Era um colo bom, aquele que eu procurava de madrugada, quando eu queria ir para a cama de alguém e minha mãe não estava. A Zezé era a pessoa que estava sempre ali e supria essa necessidade do carinho e da proteção de que a minha criança precisava.

Ela era o amor em estado bruto. Acredito que nosso encontro foi algo de outras vidas. Porque a minha relação com ela era tão descomplicada, fluía como um rio no seu curso natural. Zezé era a sabedoria, a calma, o olhar atento, uma luz no mundo. Forte, resiliente, engraçada, apesar de sempre ter tido uma saúde frágil. Ela tinha lúpus, uma doença autoimune, que começou a atacar seus órgãos internos, e acho que o mais afetado foi o pulmão.

Quando Zezé apresentou uma tosse insistente, seca, fomos investigar. E lá estava uma mancha, que na verdade era um câncer superagressivo. Ela começou seu tratamento e cuidamos de perto.

Na época, eu namorava o Fábio Ghirardelli, que ela adorava. Uma das coisas que mais amava na vida era tomar a caipirinha que ele fazia e ir dormir depois. Mas, um dia, Zezé disse que não queria a caipirinha e só quis ir dormir. Ali vi que ela não estava nada bem, a doença progredia rapidamente. Fazia um tratamento que tentava matar as células cancerosas, e que agredia muito seu corpinho já tão debilitado.

Minha Zezé só tinha 65 anos quando partiu. Estivemos de mãos dadas até o fim. Estamos de mãos dadas até hoje. Ela vive nas memórias que criamos juntas. Para sempre. *Merci*, Zizi!

Tem gente que passa por nossa vida e não tem dimensão do impacto que causa. Mas acho que a Zali sabia a importância que teve na minha. Um ano após se separar da minha mãe, meu pai se casou com a Rosali, a Zali. Eles ficaram casados durante quatro décadas, e ela morreu há poucos anos.

Eles não tiveram filhos juntos. Zali, como meu pai, já veio com seu próprio "pacote", tinha dois filhos: um mais velho, o Mário (Marinho), que era exatamente da mesma idade que o André. E olha que história louca. A Joana, sua filha mais nova, era exatamente da minha idade. Para completar a sincronicidade de acontecimentos, nossos nascimentos quase se cruzaram na maternidade. Nasci em 15 de abril, e Joana, em 24 de maio, no mesmo quarto de uma maternidade em Campinas. A Zali contava a vida inteira que, quando foi para o parto da Joana, os médicos falavam: "A Gabriela Duarte nasceu aqui. A filha da Regina Duarte nasceu aqui".

Ela foi, realmente, a mulher da vida do meu pai e se tornou fundamental para mim. E eu, a Joana, o Marinho e o André convivíamos superbem. Mas acho que a minha relação com a Joana, e a do André com o Marinho, começaram a se estreitar mais na adolescência, quando a gente começou a querer sair, ir para as baladas. Eu e Joana aprontamos muito, construímos uma irmandade que se estende até hoje.

A Zali ensinou a Joana a cozinhar e tentou me ensinar, mas não teve sucesso. Hoje a Joana cozinha lindamente, é uma verdadeira chef de cozinha; já eu, fico só no ovinho mexido e no macarrão mesmo. Essas aulas de Zali não consegui aproveitar. Mas fomos ficando tão próximas a ponto de ela me chamar de "minha filha".

Ela cuidava das pessoas e era bondosa. Ela e meu pai se cuidavam. Era uma mulher engraçada, refinada, bonitona. Ao mesmo tempo, era de poucas palavras, não muito expansiva. Gostava de nos ter por perto.

Teve um câncer na garganta. Lembro que fumava muito, aquele cigarro Benson & Hedges, comprido. Chegou a fazer tratamento, mas a doença foi extremamente agressiva, não deu chance. Ela também me ensinou a exercitar esse olhar para o outro, atento, cuidadoso, generoso. Sinto sua falta, Zali! Ela me deixou a escuta e o aconchego como herança. Obrigada por tanto amor!

Ser uma boa ouvinte é algo precioso. E até raro, eu diria. Tereza, minha tia, irmã da minha mãe, sempre foi. Se alimenta dessa troca, dessa conexão com as pessoas, tem uma escuta aberta e livre de julgamentos. Não à toa, Tereza é extremamente culta, tem uma alma erudita e é muito sofisticada. E isso é da natureza dela, vem com simplicidade, porque ela tem interesses elevados.

Minha relação com a Tereza sempre foi muito da minha observação de sua inteligência e seu refinamento. Ela tinha uma personalidade livre e corajosa. Morou no Panamá e teve um barco em Ilhabela, onde passava longas temporadas. Isso sempre me encantou.

Teve um período da minha vida, quando fazia o Antunes Filho, em que eu morava uns dias da semana com ela, já que vir diariamente de Alphaville acabou ficando desgastante. Além de tudo, com o Antunes não dava para se atrasar. Então, eu morava durante a semana com a Tereza e nos finais de semana ia para casa. Ela me acolheu e foi muito importante em minha formação. Lembro que, quando Zezé morreu, minha tia também segurou muito a nossa onda. Tereza sempre foi e ainda é uma inspiração de mulher.

Sempre fui aquela criança que tinha uma grande curiosidade, inclusive pelo mundo dos adultos. E foi assim que Rita entrou na minha vida. Eu tinha 8 anos e ela ia fazer 18. Nos conhecemos em uma das temporadas em que morei no Rio de Janeiro com a família.

Eu estava começando a fazer teatro no colégio, cursava a segunda série do primário. Ela estava no terceiro colegial e, como eu, fazia teatro na escola com um professor que se chamava Chico Stockler. Na época, Rita era do elenco das montagens de *Godspell*, um musical da Broadway, e do espetáculo *A aurora da minha vida*, do Naum Alves de Souza. E isso foi marcante para mim. A Rita me inspirou muito, desde o começo.

Nossa amizade, inusitada pela diferença de idade, só poderia ter começado de maneira incomum também. Além do teatro, o lugar que eu mais amava no colégio era a enfermaria. Volta e meia inventava que estava com muita dor de barriga e ia parar lá, onde ficava deitada matando aula. Esse era um clássico na minha rotina infantil escolar. Minha filha, inclusive, em uma época, fazia igualzinho. E quando a enfermeira ligava, eu pedia para falar com ela e dizia: “Vai, Manu, vai para a aula, não está colando”. Imagina, eu fui a rainha dessa estratégia.

Um dia, eu estava sentada em um degrau na porta da enfermaria, com uma amiga de classe, a Ana Luiza. De repente a Rita saiu de lá e pediu licença para passar, mas acabou pulando por cima da gente. E nós, crianças, começamos a rir. A Rita virou e quis saber o motivo da risada. Essa é a primeira lembrança que tenho dela.

Depois desse dia, toda vez que nos encontrávamos eu dava um "oi", e acabei me aproximando, na verdade "grudei" nela. Tanto que, no recreio, não queria ficar com a minha galera, queria ficar com a Rita. Minha turma correndo, brincando de esconde-esconde no pátio, Rita e seus amigos na cantina e eu no meio deles, me achando por estar ali. E Rita me acolhia, me incluía. Era um barato.

Ela namorava um cara da escola chamado João, me lembro perfeitamente dele. Tinha os cabelos cacheados, os olhos azuis, parecia um anjinho. Eu pedia para os dois se beijarem, e quando eles se beijavam ficava realizada. Mas Rita não estava nem aí. Ela tinha muita paciência com aquela menina de 8 anos curiosa, precoce.

Muitas vezes, quando ela saía com o namorado no final de semana, passava na minha casa e me levava junto. Nossa ligação não tem muita explicação lógica. Até hoje não consigo entender. Às vezes penso que eu devia ser uma criança muito legal, e Rita diz: "Gab, você era muito engraçada, a gente se divertia". Eu sempre achei que fui uma criança mais tímida que expansiva, mas Rita conta que eu era imaginativa, contava histórias e até as inventava vez por outra, como quando disse que havia sido "jogada no lixo" mais nova. Ela diz que eu era uma contadora de histórias e gostava muito de ficar perto de mim. Era uma ligação improvável, mas muito verdadeira.

Claro que ela não me levava em todos os seus programas, nem dava, mas sempre que podia me buscava para tomar um sorvete, fazer algo. Minha mãe viu o carinho, o cuidado dela comigo, e deixava. Ali começou uma conexão de vida; eu e Rita somos amigas há mais de 40 anos.

Quando eu quis fazer teatro na escola, o Chico me deu a protagonista de *Alice no país das maravilhas*. Eu não saía de cena e tinha um volume grande de falas. Rita conta que um dia estava em aula quando minha mãe pediu para chamá-la; disse que a estreia da minha peça estava próxima e que eu não queria ensaiar as falas com ela. Eu queria a Rita. E assim foi. Minha amiga topou o desafio, mas não sem antes ser sacaneada pela turma toda porque a Regina Duarte havia batido na porta de sua sala no colégio. A zoeira ficou na memória, e Rita na minha vida.

Ela, então, ia todos os dias lá para casa, com paciência e com seu jeito amoroso, para me ajudar. Em vários momentos eu ficava dispersa e queria desistir, mas Rita não deixava.

Foi minha primeira *coach* como atriz. E deu certo: decorei o texto, as minhas marcas. Mas na estreia me deu pânico, eu chorava, não queria entrar em cena. E ela me tranquilizou: "Gab, estou sentada na sua frente com o texto aqui na mão. Se você esquecer uma fala, é só olhar para mim que eu digo". E assim foi, limpei o rímel borrado, fiz minha estreia amadora e deu tudo certo.

Também me orientou em muitos momentos na vida. Uma mulher mais velha, experiente, em quem eu confiava muito. Na minha adolescência, quando voltei para São Paulo, demos uma distanciada. Ela se casou, engravidou e batizou sua filha de Gabriela, inspirada por nossa amizade. Depois teve outro filho, o Bruno. Mas a verdade é que, apesar da distância, nunca nos perdemos de vista. Fui ao casamento da Gabriela, que também teve uma filha, a Sofia. Rita é a família escolhida com o coração.

Sou muito abençoada nas minhas relações, nas minhas amizades. Tem pessoas muito incríveis na minha trajetória, e ela é com certeza o maior exemplo disso. Rita sempre esteve de mãos dadas comigo, nas situações mais maravilhosas e nas mais difíceis. Foi um encontro de almas, ela me adotou como irmã mais nova e não saiu nunca mais da minha vida. Ela formou sua família, formei a minha e agora compartilhamos nossa amizade com outras gerações. É lindo de ver.

Quando penso em herança geracional, depois da minha mãe, penso imediatamente na mãe dela, minha avó Dulce, de quem herdei a docilidade. Dulce era dulcíssima. Além de minha avó, era minha madrinha e me ensinou sobre espiritualidade, fé e rituais. Muito católica, me ensinou a rezar, algo que ensinei aos meus filhos.

Era calma, carinhosa e ponderada. Fazia rolinhos nos cabelos para dar volume, já que tinha fios bem fininhos. Lembro muito do seu cheiro. Era um cheirinho de vó, um cheiro de afeto, cheiro de alguém que você gostaria que fosse eterna.

As únicas vezes em que frequentei missas foram com ela. Muito católica, era Filha de Maria. Também fazia um mingau incrível, de aveia com canela. E às vezes, ao invés de canela, botava gersal. Então a iguaria poderia ficar doce ou salgada. Eu me deliciava com qualquer modalidade.

Ela e meu avô Jesus eram macrobióticos, já naquela época. Tinham uma alimentação saudável. Esse foi o primeiro contato com uma alimentação assim, tão boa, que tive na vida. Meu avô era um militar que vivia repetindo: "Mastiga setenta vezes, faz bem". Eles pensavam muito em bem-estar, em longevidade. Meu avô fazia ioga. Passaram essa consciência para minha mãe, e isso também se estendeu a mim.

A vó Dulce era de Pelotas, no Rio Grande do Sul. Já o meu avô Jesus nasceu no Crato, no Ceará, e viveu lá até entrar para o exército. Olha que encontro improvável! Os dois tiveram quatro filhos juntos.

Minha mãe contava muito com a minha avó quando precisava se ausentar, e, embora Dulce tivesse muitos netos, espalhados por São Paulo, Campinas e Brasília, procurava se dividir e atender a todos. Às vezes eu tinha ciúme quando ela ficava mais com os meus primos. A verdade é que nunca gostei quando ia embora, ela me dava paz.

Quando estava lá em casa, vovó se sentava comigo à noite e rezava. Me ensinou a rezar o Pai-Nosso, a Ave-Maria, o Terço. Se bem que o Terço, como era muito longo, me dava uma certa impaciência. Mas, com ela ao meu lado, eu rezava. Tive formação católica, embora não tenha sido muito praticante. Tenho muita fé, acredito em Deus, no amor e no bem, mas não pratico nenhuma religião. Com Dulce, porém, fazer aquele ritual me enchia de felicidade. Mais do que um ritual religioso, era o nosso ritual.

Até hoje, todas as vezes que desejo me conectar à minha fé e preciso de um momento de meditação, é ela que me vem à cabeça. As pessoas que passam pela nossa vida uma hora vão partir. E minha avó partiu muito cedo, mas está comigo sempre, principalmente nos meus momentos diários de oração.

Dulce morreu em 1993, aos 75 anos. Exatamente dez anos depois do meu avô Jesus e com a mesma idade. Ela estava em Brasília, visitando meu tio Claudio e meus primos, quando decidiu fazer algo na rua, perdeu as forças nas pernas e caiu. Ela conseguiu pedir que chamassem meu tio e foi levada para o hospital. Diagnosticaram dengue, mas na verdade era um AVC. Acabou sendo transferida de hospital e operou, fizeram uma clipagem, mas não ganhou muito mais tempo, apenas uns dias. No dia de sua morte, acho que pressentiu, tanto que pediu que minha mãe levasse seu terço, queria rezar. Não passou daquela madrugada.

Foi professora de piano, mas, depois que minha mãe começou a trabalhar, a acompanhava nas salas de espera dos comerciais. Era tão genuína que mesmo naquele universo, que vivia mais da imagem e de um certo *glamour*, quando puxava assunto com alguém ao aguardar minha mãe, era sobre o preço do pãozinho na padaria que falava. Ela deslizava suave pelos lugares em que passava, sem abrir mão de sua essência.

Sempre tive presenças femininas na vida que valorizavam muito a matéria da qual eram feitas, como minha avó Ruth, mãe do meu pai. Ela era uma mulher extremamente forte, uma alma matriarcal, mas comandava a família com força sutil. Era agregadora, e as pessoas a reverenciavam. Mesmo sua rigidez vinha acompanhada de uma delicadeza paradoxal, que amaciava tudo. Ruth combinava como ninguém os polos feminino e masculino, o *Yin* e o *Yang*, essas duas forças que, nela, pareciam andar em pé de igualdade.

Era sábia e intuitiva. Lembro de ir para sua casa em Campinas durante toda a infância, com aquele cheiro bom de mato, aquele céu do interior, o barulho do trem, porque a Fepasa, a ferrovia paulista, passava por ali. Cresci nesse ambiente, carregando em mim, muito por conta dessas vivências que minha avó proporcionava, uma alma de menina do interior.

Antigamente as férias escolares eram longas, éramos oito primos e passávamos o período por lá, no sítio da família, que se chamava "Petilândia", de *petit*. Minha avó Ruth nos acompanhava de perto durante as férias. Na época ela já não trabalhava mais, por isso podia se dedicar integralmente à gente. Cuidava das refeições, nos recebia sujos de lama e nos mandava tomar banho.

Aliás, passávamos o dia todo imundos, porque vivíamos correndo, brincando e nadando em um rio que havia no sítio. Esse rio tinha um deque de madeira bem mequetrefe, e o resto era mato em volta. Um de nós ficava sempre de sentinela em cima desse deque, olhando para ver se tinha cobra-d'água, porque por lá havia muitas delas. E como esse tipo de cobra nada deslizando, com a cabeça para fora, fica visível.

Pois bem, quando aparecia uma, quem estava de sentinela gritava: "Cooobra!". Aí era uma loucura, todo mundo ia em direção ao deque, que era a melhor forma de sair, porque pelas bordas, era só mato. Mas na confusão um ia tentando subir em cima do outro para sair da água. Era um Deus nos acuda. A gente passava os dias brincando também de fazer coisas de barro, verdadeiras cidades.

No meio da tarde, depois da farra das brincadeiras, vó Ruth tocava o sino nos convocando para o lanche. E era tanta coisa gostosa, pão francês, bolo, tudo bem no estilo da Dona Benta, matriarca do *Sítio do Picapau Amarelo*. Pensando bem, minha avó era uma espécie de Dona Benta. Sério, ela parecia mesmo, fisicamente, a Zilka Salaberry. Ruth era corpulenta e carregava aquele jeito mãezona de todos. E como ficava feliz de juntar a netalhada e a filharada. Ficava visivelmente feliz unindo a família.

Pensando nela agora, me vem uma lembrança ótima. Vó Ruth era muitas. Inclusive empreendedora. Durante muitos anos, no Taquaral, em Campinas, onde morou, manteve uma butique, a *Ruth Moda*, na garagem de casa. Visionária, já vendia roupas em tamanhos grandes. Eu achava o máximo ir para a casa da minha avó e ter uma loja funcionando ali, com vendedoras, estrutura. Acho que ela fez um pouco essa loja para atender suas amigas, porque a maior parte da clientela, pelo menos na minha lembrança, era de senhoras. Ela conhecia todo mundo que ia lá, ou acabava conhecendo, então a loja também era um ponto de encontro.

Outra coisa que eu amava nela é que sempre tinha em casa tudo que precisávamos para brincar e nos estimulava. Não brincava junto, mas supervisionava e provia o que era necessário. A cola para colar figurinhas no álbum, por exemplo, ela nos ensinou a fazer com farinha e água. Era muito divertido. Ela me inspirou tanto na composição da Julieta de *Orgulho e Paixão*! Aquela matriarca, aquela mulher forte mas sensível, aquele poço de dignidade e de energia.

Vó Ruth desenvolveu Alzheimer, mas tinha momentos de lucidez. Quando começou a ficar mal a Manu tinha acabado de nascer, então eu estava muito envolvida com aquele puerpério. Não conseguia ir vê-la com tanta frequência. Meu pai se encarregava de me atualizar sobre ela. Mas depois voltei a estar mais presente, e minha avó conheceu a Manu.

Depois de um tempo, ela passou a não reconhecer mais nem meu pai. Até que morreu aos 86 anos, acho que por conta do quadro geral da doença. Ter minha avó na vida foi o passaporte para criar as melhores memórias afetivas da infância que eu poderia ter. Quando penso na criança que fui, vó Ruth está sempre ao lado, com uma bela mesa posta, e posso sentir um delicioso cheiro de mato entrando pela janela.

25

Gabidu x Gabriela

GABIDU FOI A IDENTIDADE *INSTAGRAMÁVEL* QUE escolhi lá atrás, no começo dessa rede social. É uma parte minha por vezes desajeitada, querendo entender o que é ser *cool*, mas só conseguindo ser eu mesma. Gabidu também é a pessoa pública, jurídica, é o que os outros enxergam.

Fico querendo me relacionar nas redes sociais, mas muitas vezes não sei como, não encontro sentido nisso, tenho dificuldade de adequação... você pensa sobre sua identidade na internet? Buscar verdade nessa comunicação é o que me interessa. Tem gente que não é legal na vida, mas na internet é. E o contrário também se aplica.

Quando você usa as redes, o que está procurando? É um universo paralelo, e, se bobear, nos perdemos nesse mundo de informações relevantes e irrelevantes. Me confesso uma usuária culpada, porque me vejo gastando mais tempo do que gostaria no mundo virtual, e ao mesmo tempo percebo que não me comunico por ali como poderia. É quando me pergunto: o que estou fazendo aqui?

Sempre fui bem resolvida com essa relação pessoa pública *versus* pessoa física. Nunca abri mão de fazer nada e de ser quem sou em completude, e isso inclui a mulher, a filha, a irmã, a mãe, a amiga e muitos outros papéis que vieram antes e até simultaneamente com a atriz. E, mesmo depois de tantos anos de carreira, ainda me emociono verdadeiramente com o afeto que recebo. É um luxo ser querida por quem te quer bem de graça.

Além disso, também tenho meu lugar de fã, claro. Isso me transporta para o tempo em que morei em Nova Iorque, com a família, no Brookfield Place. Das lembranças boas dessa experiência veio uma vida de pessoa anônima, um outro jeito de ser no mundo. E gostei de experimentar isso e de proporcionar essa mãe para os meus filhos. Pude me confrontar com uma Gabriela que ainda não conhecia e tive muito prazer nisso. Ali eu era apenas mais uma, fazendo as coisas simples e corriqueiras da vida.

Sempre fui muito fã do Leonardo DiCaprio e sabia que ele morava na região em que eu vivia em Nova Iorque na época. Juro, que todo dia, fosse para levar as crianças na escola ou para ir à padaria, eu me arrumava para encontrar o DiCaprio. Tinha uma intuição de que isso aconteceria. Eu desejava que acontecesse.

É muito boa essa expectativa de pensar em encontrar com alguém de quem você é fã, alguém que admira. Eu até imaginava o que diria a ele: "*Hi, Leo! I'm Gabriela Duarte, a Brazilian actress and a super fan of your work. I'm living in New York now... and bla, bla, bla...*". Ai, gente, é o Leonardo DiCaprio, e eu o encontraria como um vizinho. Planejava um breve diálogo inesquecível. E ele seria supereducado, simpaticão.

Um dia fui ao supermercado para comprar meia dúzia de coisas que faltavam em casa. Como o lugar era bem próximo e seria uma operação rápida, fui como estava, de moletom velho e sem o banho do dia. Mas adoro um mercado, e quando vi já havia enchido algumas sacolas. Pois bem, lá fui eu suando e carregando as compras com dificuldade, já que o volume era bem maior do que o meu corpo pequeno conseguiria transportar, perdendo, literalmente, o fôlego, ladeira acima em direção ao meu apartamento.

Eu subia a ladeira, já exausta, e ele descia, o Leo. De *jeans*, casaco e o boné usual que usava em suas andanças pelas ruas de Nova Iorque, querendo parecer mais um na multidão. Só consegui levantar o olhar, franzindo e exibindo minha testa reluzente, suada, e ele passou por mim, acenando com um sorriso.

E assim se realizou meu sonhado encontro de fã com o protagonista de *Titanic*. Um fiasco. Mas um fiasco inesquecível. Nunca mais cruzei com o Leo. Mas, fã que sou, gosto de contar essa história, afinal, um dia Leonardo DiCaprio passou por mim na rua. Se fosse hoje, eu teria enviado um *direct* para ele, fingindo costume e tentando uma amizade virtual?

Provavelmente não. A Gabriela, na vida, não deixaria a Gabidu, nas redes, aprontar uma dessas. A pessoa que você é na internet se parece com quem você é na vida? Qual é o tom? O meu é não abrir mão de que a Gabidu converse com a Gabriela. Independentemente de agradar ou não quem acompanha. Identidade cibernética, você também vê por aqui.

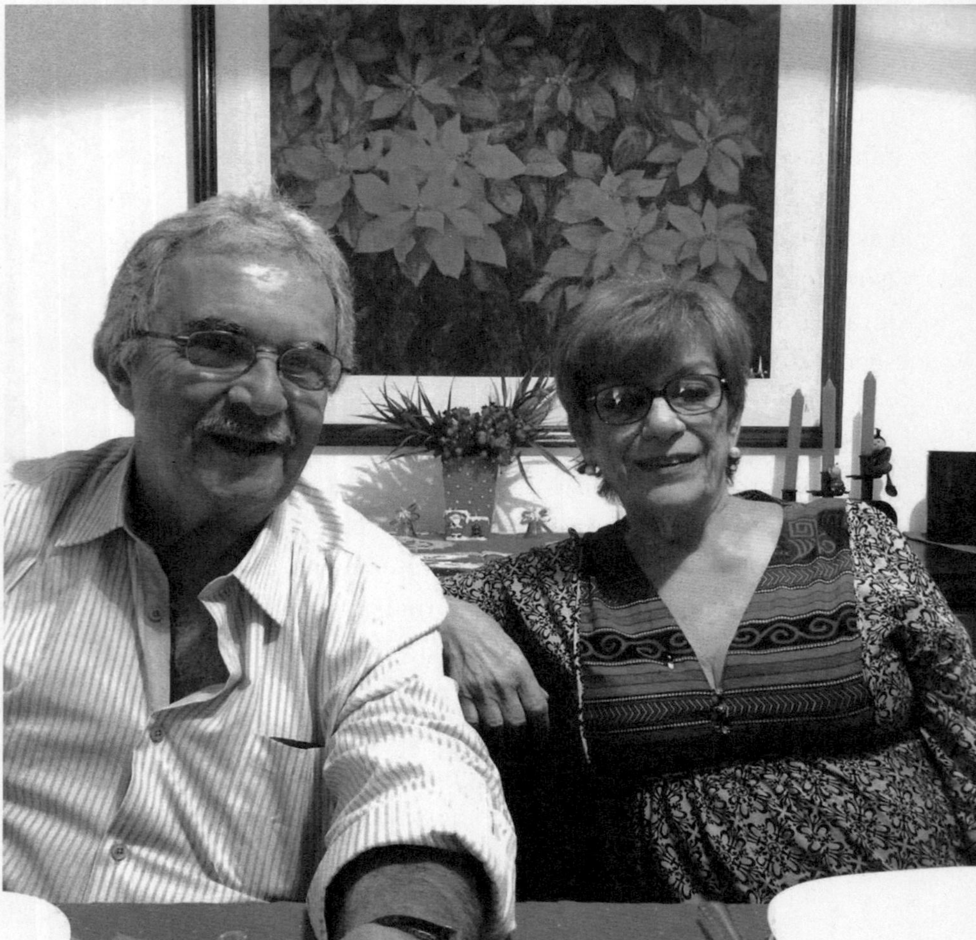

Parceiros de vida por 40 anos.
Que sorte a minha ter tido você, Zali,
por tanto tempo ao lado do meu pai e tão perto de mim.
Acervo pessoal.

Capítulo final

Que presente, o presente

Se me aprofundo em mim, me aprofundo em tudo ao redor. Não sei se foi a maturidade que me levou a escrever este livro ou se o processo deste livro me amadureceu ainda mais. Ou as duas coisas. A maturidade não é um lugar aonde você chega e fica. É algo contínuo, que não cessa. Como a construção de uma identidade, que não finda enquanto vivemos.

Fui me investigando, tendo domínio sobre tudo que vivi e o que desejo construir. Comecei a escrever este livro aos 48 anos, hoje estou com 51. E muita coisa aconteceu nesse processo. Foram rupturas pessoais e profissionais, ver filhos crescendo em suas muitas fases. Me ver crescendo, em muitas versões. Sinto que estou caminhando para me tornar aquela velhinha sem filtro que tanto gostaria de ser. E logo me vem um sonho, que imagino ser comum a muita gente, de fazer uma comunidade com as minhas amigas, nós todas lá, velhinhas, com nossos companheiros e companheiras (ou não), vivendo essa etapa da vida juntas. Vendo séries, filmes, bebendo vinho, sendo felizes.

Quando penso na minha história com os meus pais, vejo agora que entramos juntos em outra etapa, a do envelhecimento deles. E isso é um flagrante que te dá uma outra perspectiva, até certa dor. Seus pais, aquelas pessoas imbatíveis, invencíveis, que te davam suporte, acontecesse o que fosse. De repente esse jogo muda, e é você que precisa olhar para eles com mais cuidado.

Pessoalmente, estou vivendo uma relação amorosa diferente de tudo o que experimentei até hoje, com o Fernando Casasco, o Frewka. Tem uma beleza em descobrir um amor na maturidade. Ter alguém para dividir essa fase tão desafiadora quanto estimulante. A esta altura da vida, muitas etapas já foram cumpridas e isso torna tudo mais leve. É um amor tranquilo.

Fernando e eu nos conhecemos há 20 anos, ele é um dos melhores amigos do meu irmão mais velho. Nunca havíamos sido próximos, mas ele sempre foi alguém extremamente familiar. Em nosso reencontro, após um tempo da minha separação, senti que poderia me abrir para algo novo.

Mas, aos 48 anos, também comecei a vivenciar uma outra forma de existir como mulher. Em uma versão que veio com um climatério, anunciando a menopausa. Os hormônios declinando, uma montanha-russa hormonal. Como seria uma relação nesta fase da vida?

Nos últimos anos me vi tendo que lidar com muitas mudanças, por dentro e por fora. E depois da chegada da menopausa, mais ainda. Hoje falamos sobre isso, trocamos abertamente. A impressão que tenho é que a geração da minha mãe viveu isso de forma mais calada, mais solitária. Não lembro de ela falar do assunto em casa, por exemplo. Hoje, me sinto fortalecida ao ouvir que outras mulheres passam pelas mesmas questões. Não me sinto só e tão angustiada.

Fui procurar ajuda médica para que não fosse uma passagem tão difícil, sacrificante. Comecei a fazer uma reposição hormonal leve e que me ajudou muito. Não precisei "emburacar" na menopausa e ter de buscar depois a saída desse poço. Quando você vai cruzar essa barreira da menopausa e consegue administrar isso, tentando equilibrar o amadurecimento físico e o mental, entende, por exemplo, que o sexo pode fazer parte da sua vida de forma maravilhosa, e condizente com sua atual fase.

Hoje vivo um encontro amoroso especial. Eu e ele estamos em fases parecidas na vida. Existe uma sintonia rara que se impõe. E uma torcida mútua, porque queremos o amor bom. E temos conseguido.

Esse amor é mais um dos meus recomeços. Porque também me sinto hoje em um momento de transição como artista. Pude fazer um traçado do meu caminho até aqui e constatar o valor do que construí. Não perdi o radar no ser humano. E a profissão que abracei tem essa benção de ser eterna. Vou ser atriz até meu último suspiro. Ninguém deixa de ser. A não ser que queira.

E o que é que eu quero? Hoje, meu foco se ampliou. Não mora mais somente na atuação. Posso mudar o meu olhar, explorar a minha experiência, minha sensibilidade como artista em outros lugares. Ainda estou buscando esses caminhos. Este livro é um exemplo disso.

Durante o período de escrita destas páginas, suspendi a terapia que fazia há anos. Escrever não é terapia, mas pode ser terapêutico, e achei mesmo que não suportaria falar tanto de mim. Foi a melhor escolha. Depois de ter mexido tanto e profundamente aqui dentro, tenho voltado aos poucos a fazer terapia, porque vem diminuindo o "excesso" de mim mesma.

Me sinto de olhos bem abertos e à prova do tempo, porque derrubei os muros que me separavam do que fui, do que sou e do que posso me tornar. O reconhecimento da nossa identidade é o melhor antídoto para recobrar a esperança em dias melhores e nos lembrar, sempre que é preciso, o quanto a vida é um presente, íntimo e pessoal.

Continuam me perguntando em entrevistas se me tornei atriz por conta da minha mãe. Sim, não, que diferença faz? A pergunta deveria ser: se a sua mãe não fosse atriz, você seria atriz? Sim, seria. Porque eu sou essa atriz quase 40 anos depois. E ser essa atriz tantos anos depois é mais confortável, mais lógico, mais consciente. Estou melhor na minha própria pele hoje, com 51 anos. Acho que tive sorte de certa forma, mas, como já ouvi por aí, quanto mais trabalho, mais sorte tenho. E aprendi a não romantizar o caminho. Hoje carrego a vontade de ser inteira. De fazer escolhas que me desafiem, que me emocionem, que me façam sair do *set* ou do palco com a sensação de que algo em mim se expandiu. A sorte, no fim das contas, foi não ter desistido de mim.

Falar da minha identidade era um terreno difícil de pisar, porque tive de lidar com dores guardadas, mas essa foi a minha salvação. Coloquei um espelho na frente e hoje o que vejo é mais legal, bonito.

Essa é uma busca inescapável. Eu continuo andando sobre as brasas, mas elas já não me queimam tanto os pés.

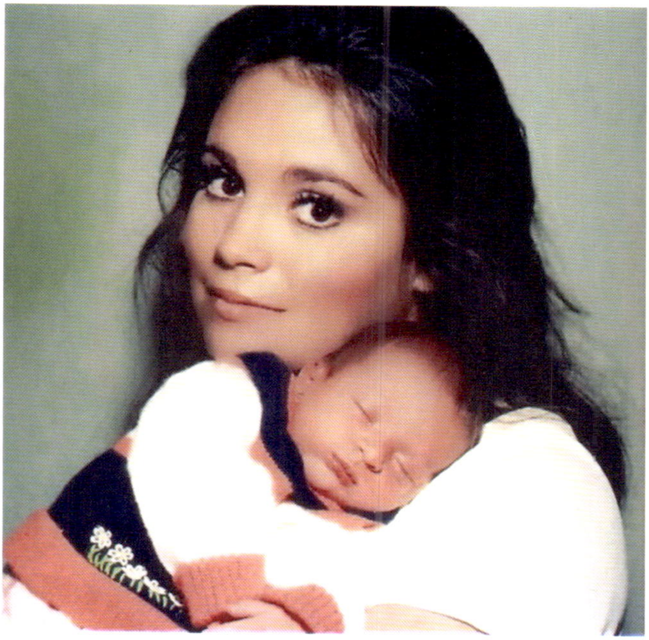

Recém-nascida com minha mãe.
Acervo pessoal.

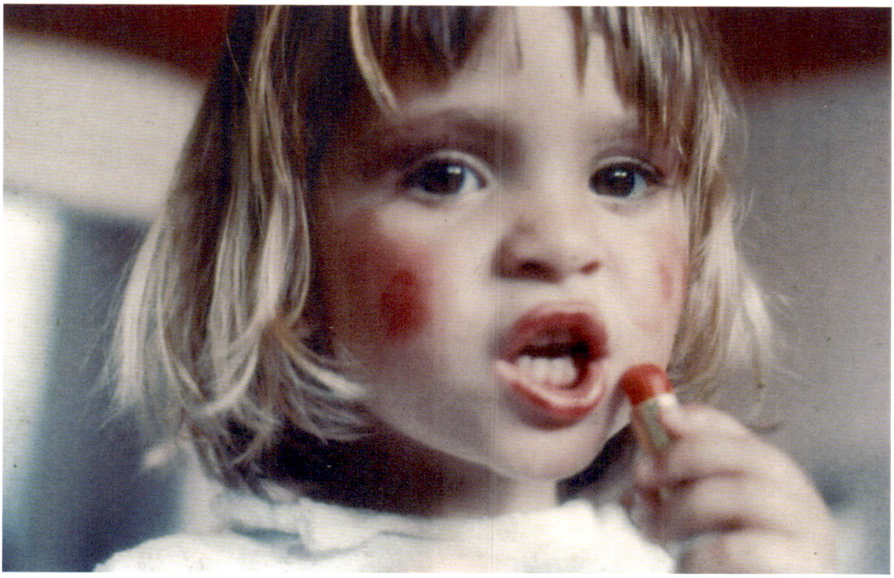

Amava batom! Nada me deixava mais feliz.
Acervo pessoal.

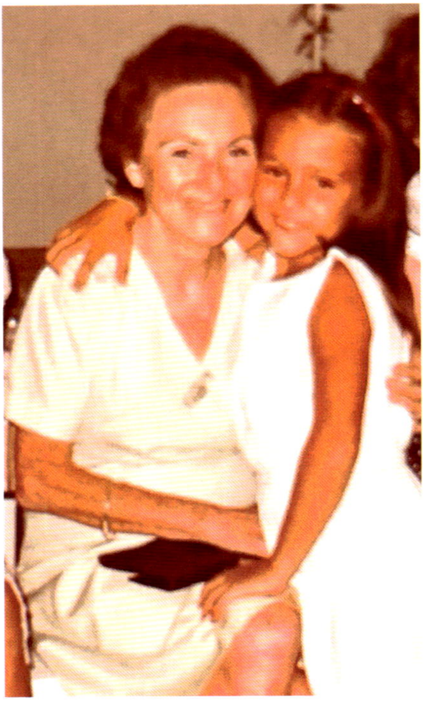

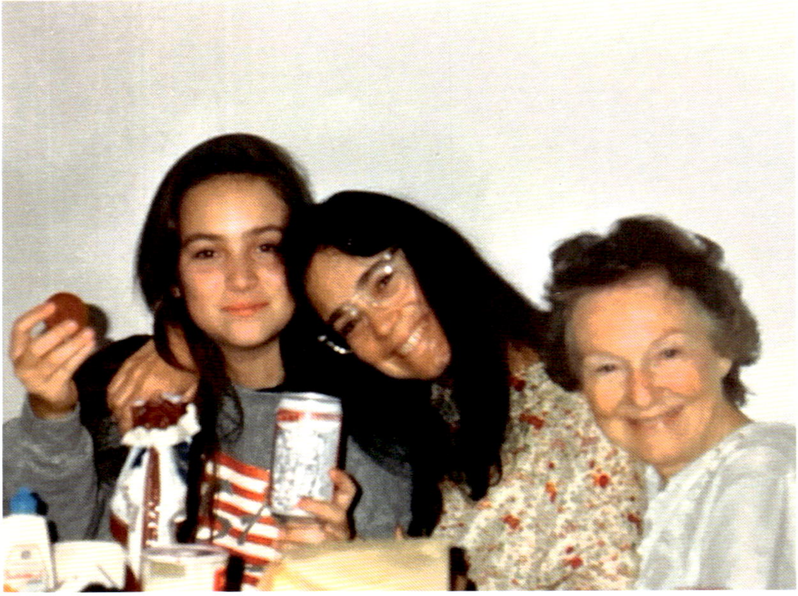

Com minha doce avó Dulce,
que me ensinou sobre fé.
Acervo pessoal.

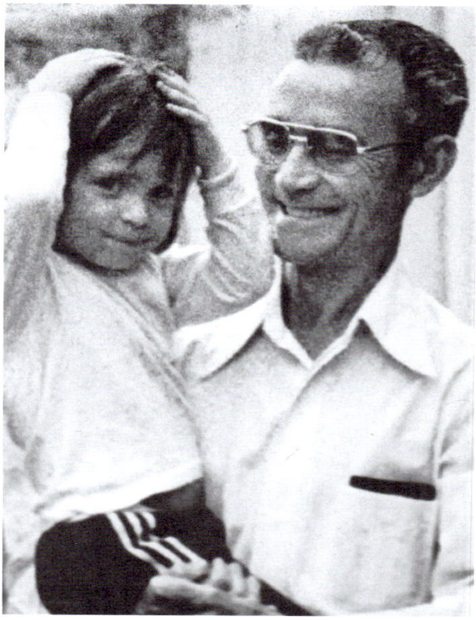

Tenho poucas lembranças dele... Eu tinha 5 anos quando o vovô Jesus se foi, mas lembro perfeitamente do sofrimento da minha mãe.
Acervo pessoal.

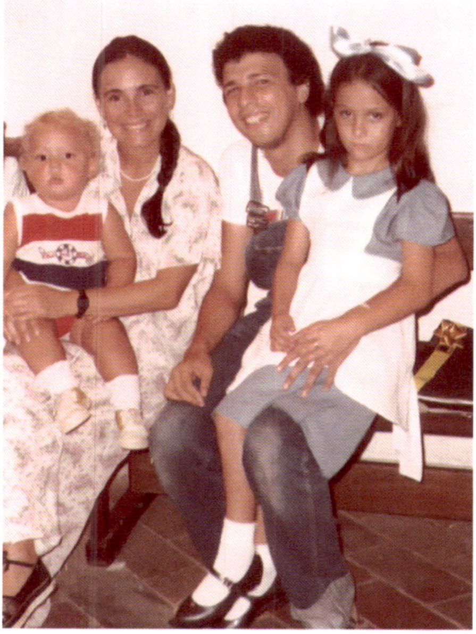

Com Chico Stockler. Um apaixonado por teatro. Um grande incentivador.
Acervo pessoal.

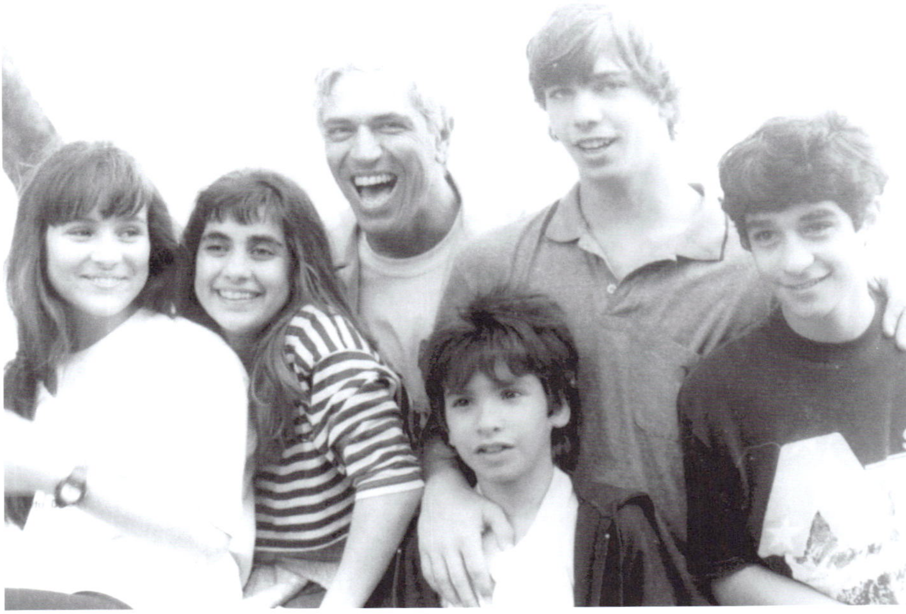

Era muito bom conviver com essa turma. Que sorte começar uma carreira assim!
Fotografia de Nelson Di Rago/TV Globo.

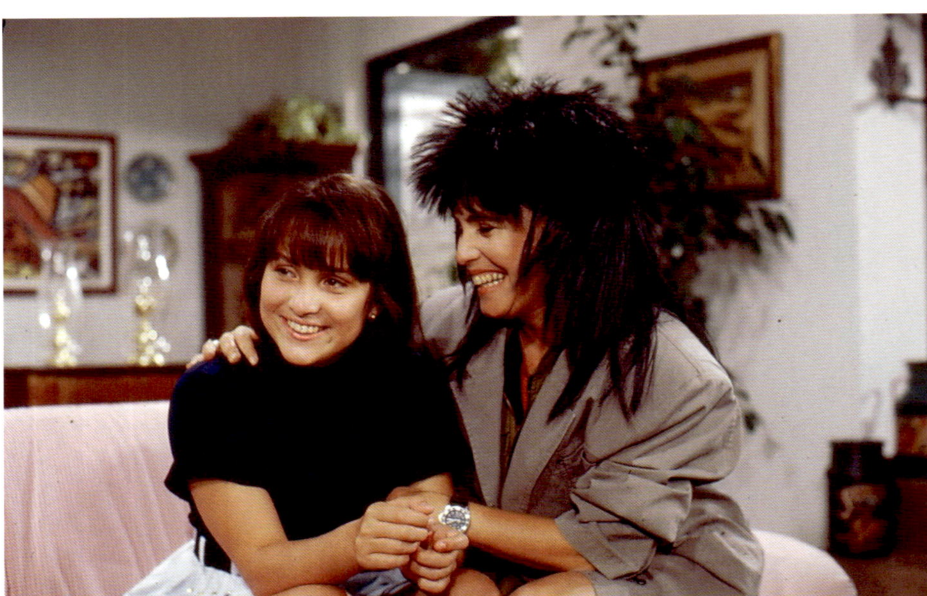

Eu e minha mãe contracenando pela primeira vez em novelas em "Top Model".
Fotografia de Nelson Di Rago/TV Globo.

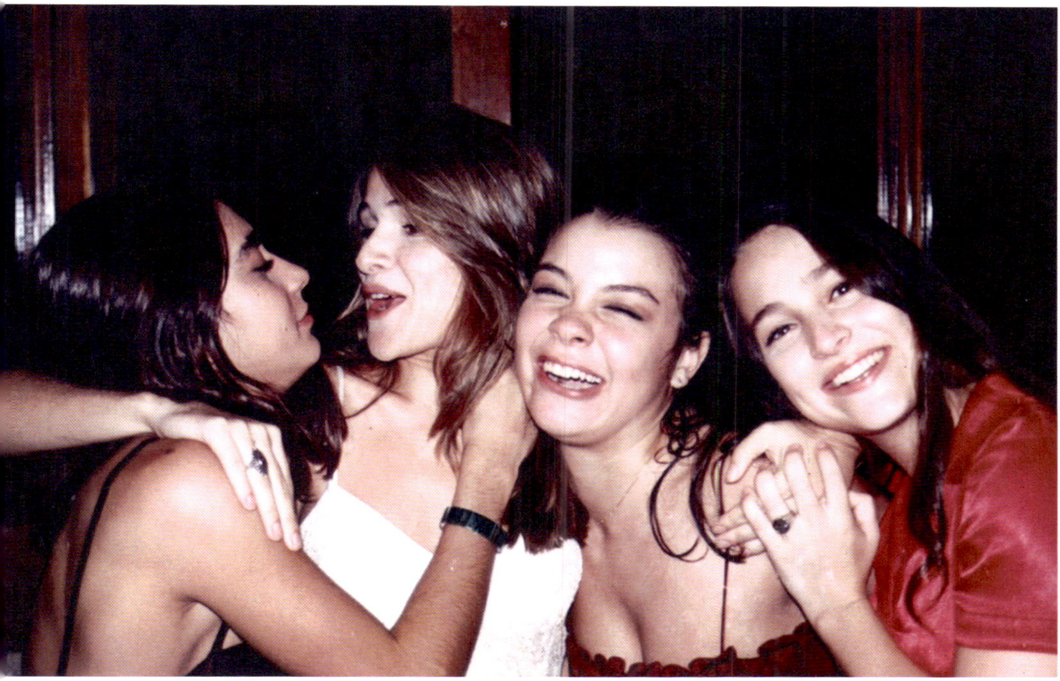

Com Carol Machado, Ingrid Guimarães e Bebel Lobo em "Confissões de adolescente".
Acervo pessoal.

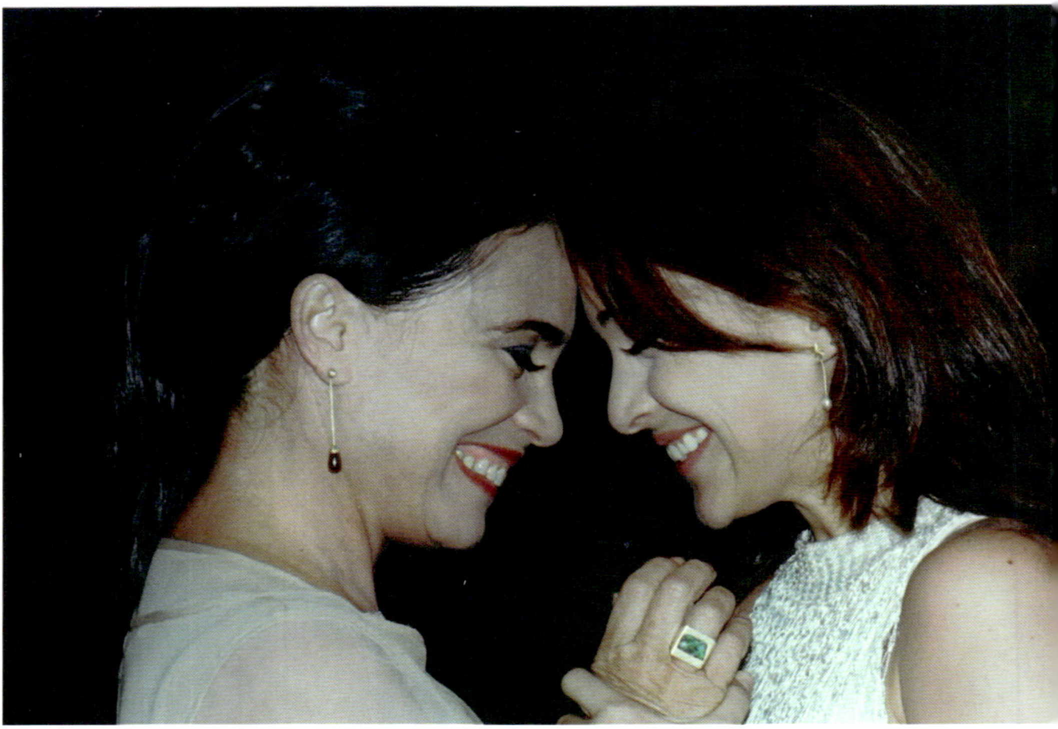

Com minha mãe, Regina Duarte, nos bastidores de "Por Amor".
Fotografia de Nelson Di Rago/TV Globo.

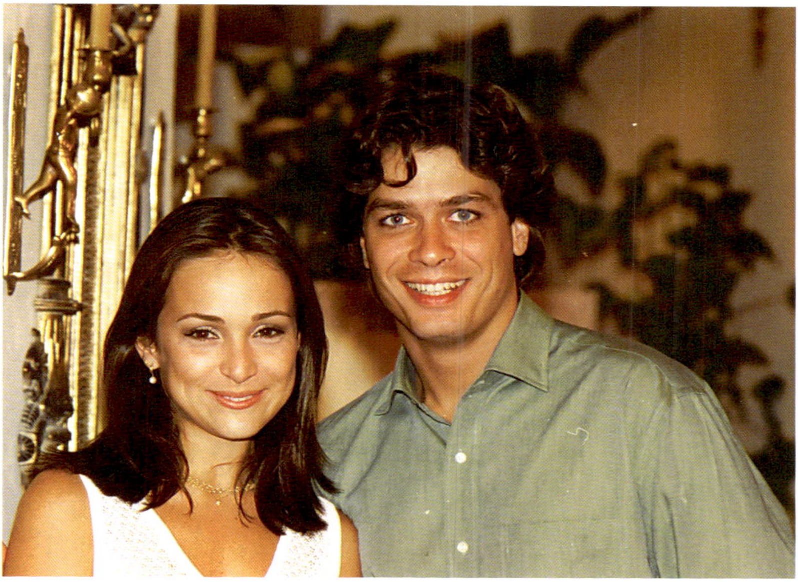

Com Fabio Assunção em "Por Amor", como Eduarda e Marcelo.
Fotografia de Arley Alves/TV Globo.

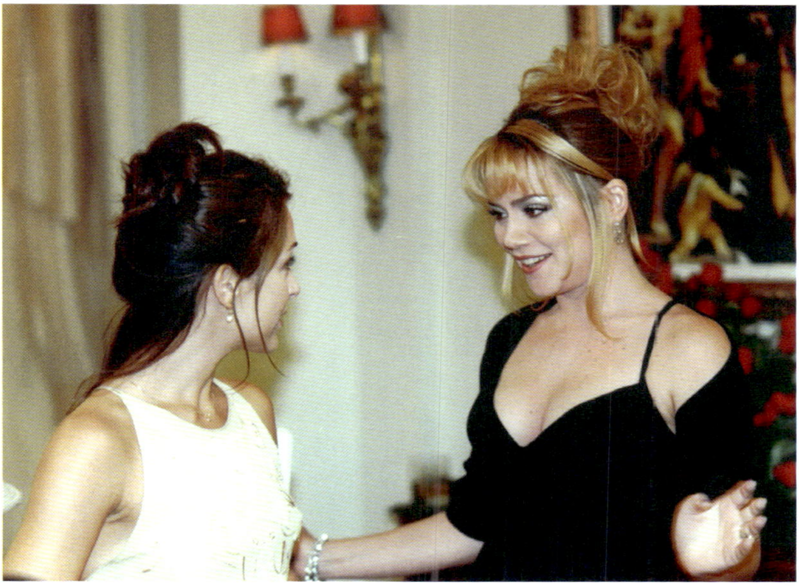

Eu e Vivianne Pasmanter nos bastidores de "Por Amor".
Fotografia de Nelson Di Rago/TV Globo.

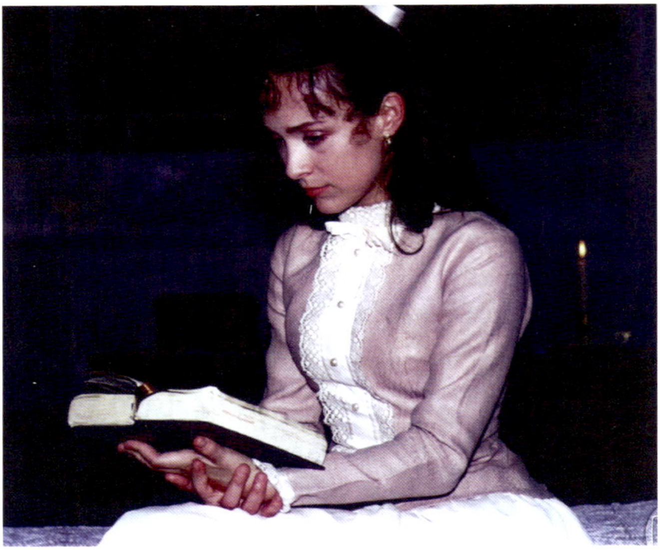

Em "Chiquinha Gonzaga", minissérie de 1999.
Fotografia de Jorge Baumann/TV Globo.

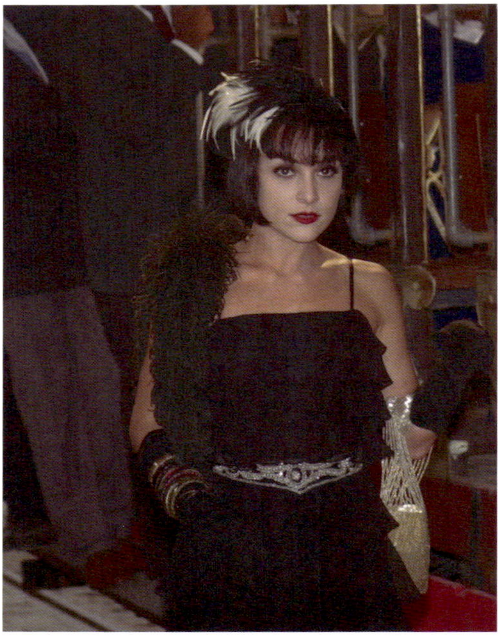

Dando vida à prostituta Justine em "Esperança" (2002).
Fotografia de João Miguel Júnior.

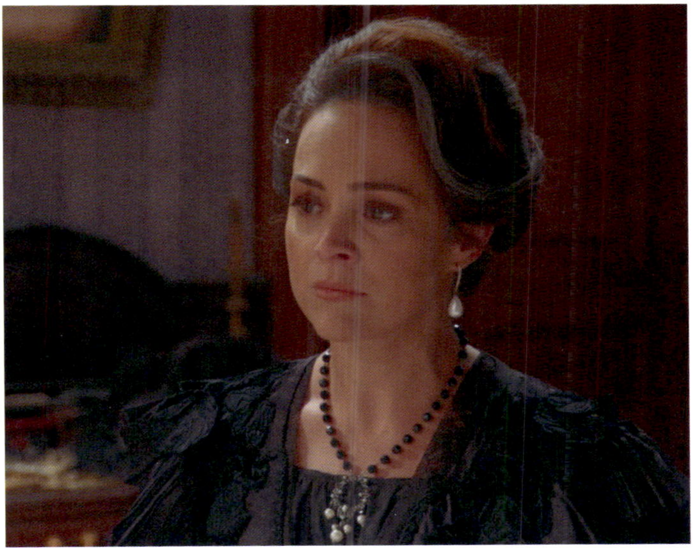

Na pele de Julieta em "Orgulho e Paixão", de 2018.
Acervo Rede Globo.

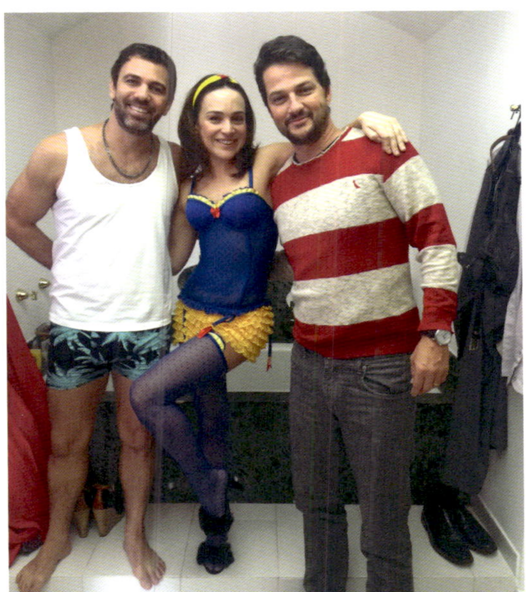

Entre Marcelo Faria e Marcelo Serrado na série "Amor Veríssimo".
Acervo pessoal.

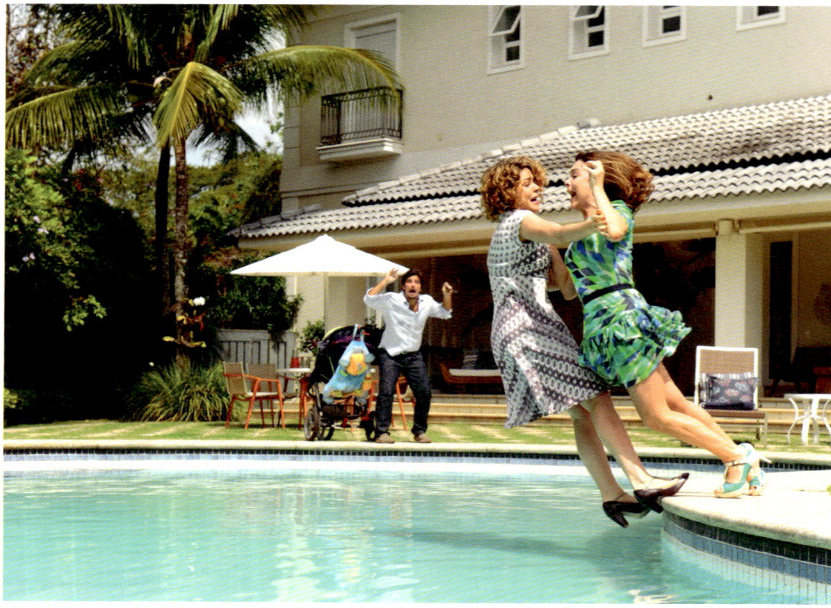

Com Leandra Leal e Bruno Gagliasso em "Passione" de 2010.
Fotografia de João Miguel Júnior.

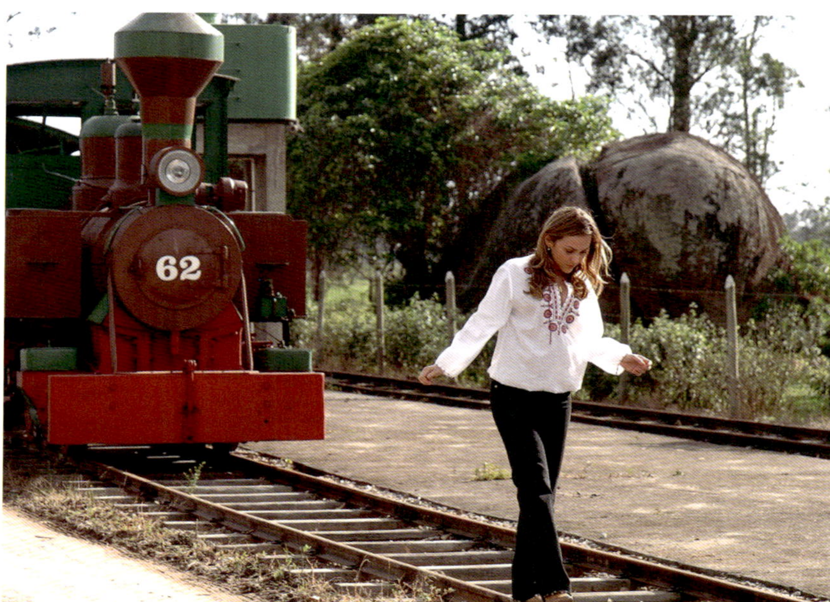

Como Simone em "América", de 2005.
Fotografia de Márcio de Souza/TV Globo.

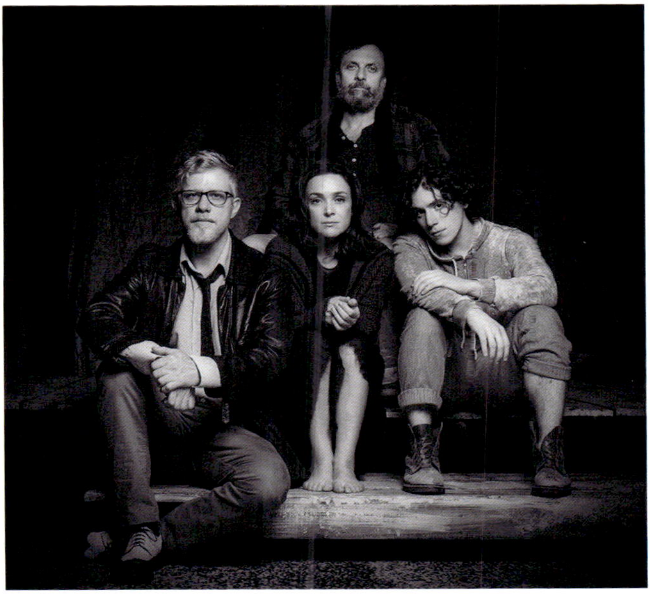

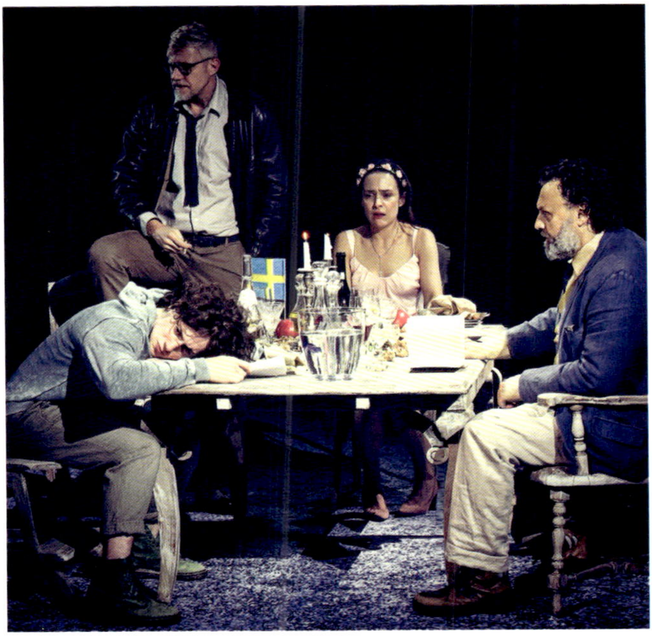

"Através de um espelho". De Ingmar Bergman.
Direção de Ulysses Cruz.
Fotograf a de Jairo Goldflus.

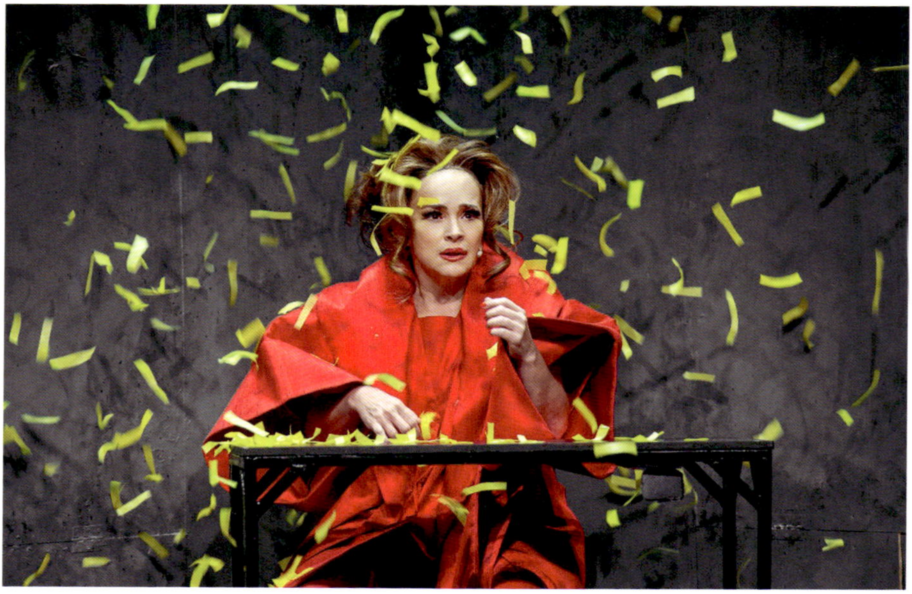

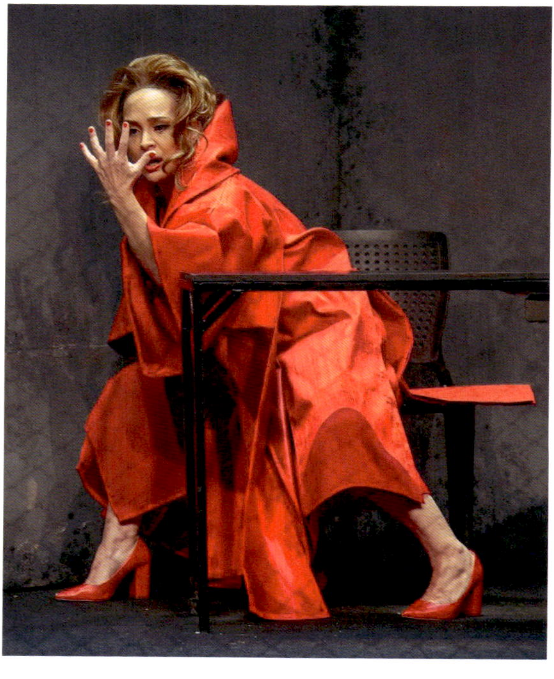

Em cena no monólogo "O papel de parede amarelo e eu".
Fotografia de Priscila Prade.

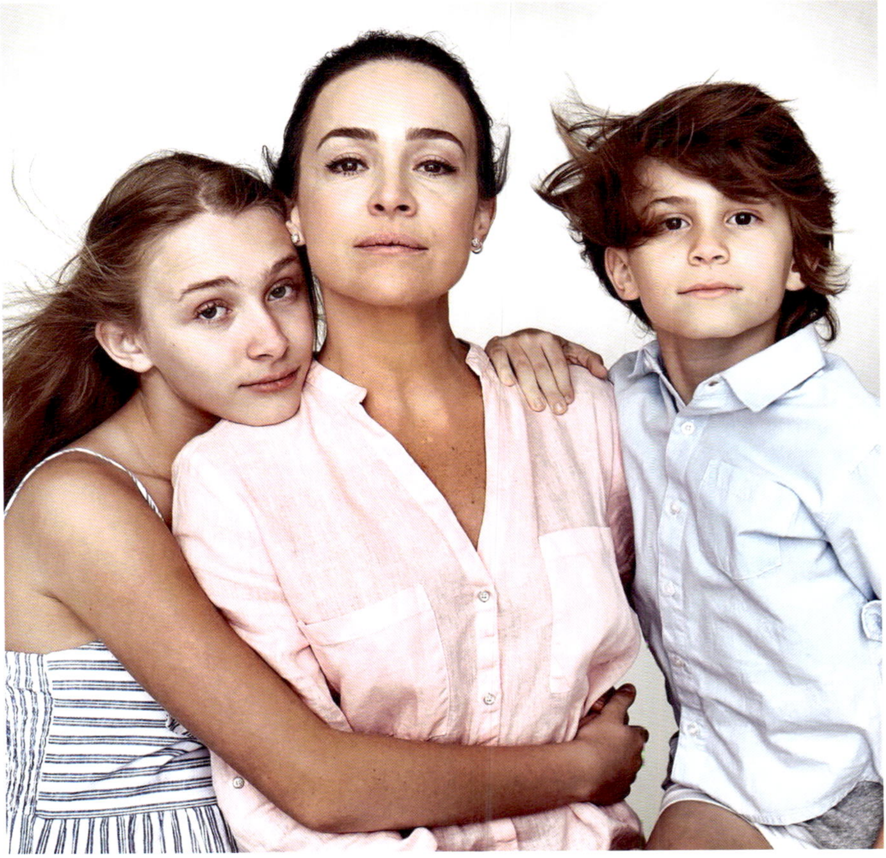

Com os meus filhos amados Manu e Fred.
Fotografia de Jairo Goldflus.

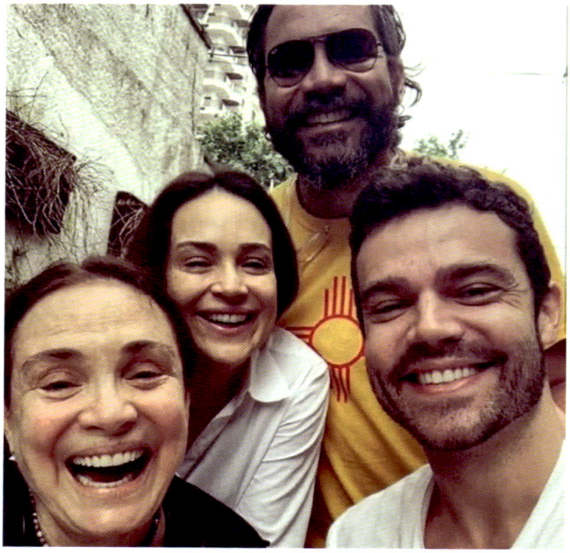

Regina e a prole: eu, André e João.
Acervo pessoal.

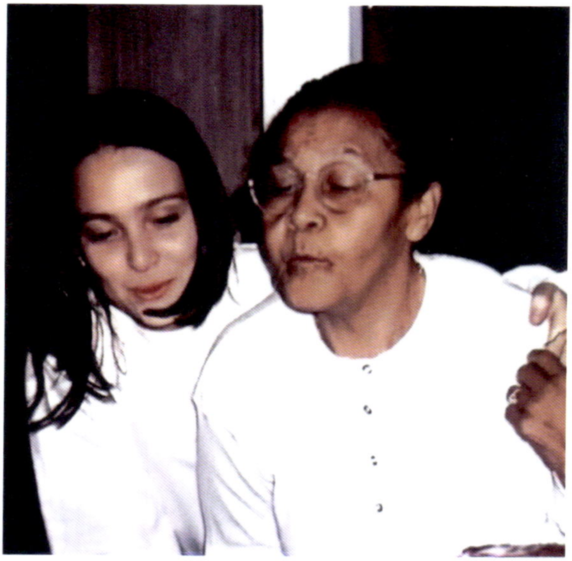

Meu amor eterno e minha mais profunda gratidão.
Se eu pudesse dar apenas mais um abraço
em toda a minha vida, você seria a escolhida, Zezé.
Acervo pessoal.

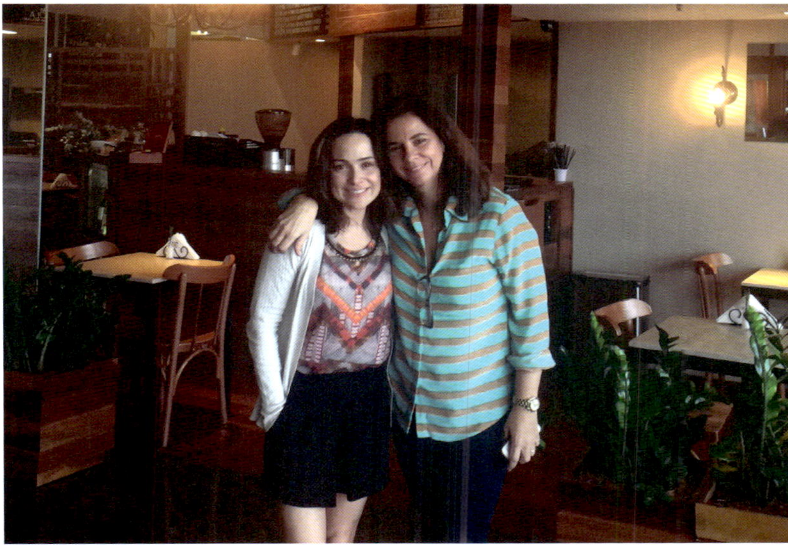

Com minha amiga Rita Avellar Coelho de Souza.
Acervo pessoal.

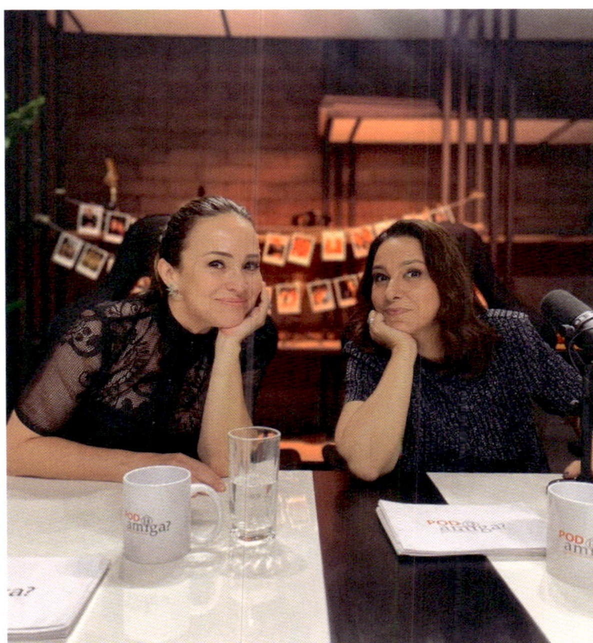

Com Renata Castro Barbosa apresentando o nosso "Pod, Amiga?".
Fotografia de Mateus Felipe.

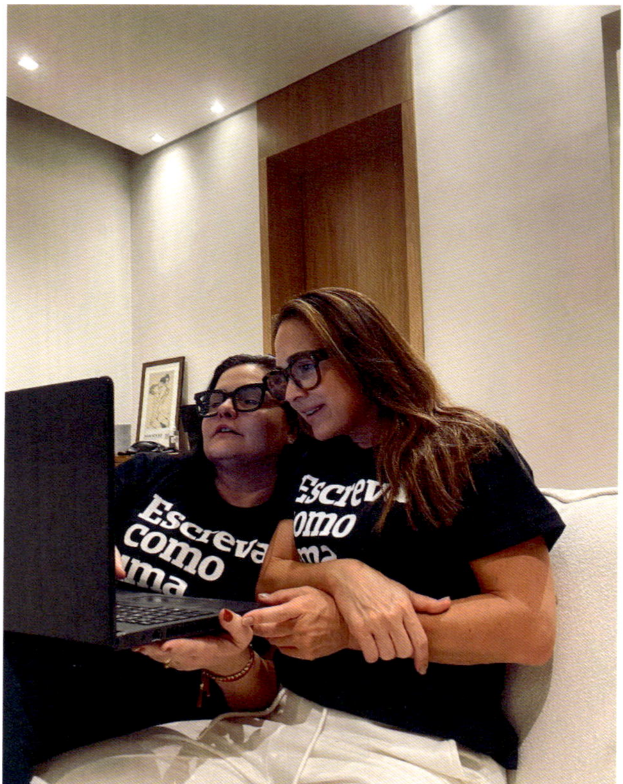

Eu e Brunna Condini durante o processo de construção do livro.
Fotografia de Mateus Felipe.